八十歳からの最高に幸せな生き方

老いて守りに生きるより老いを迎え討て

医学博士 帯津良一

青萠堂

はじめに

◆「人生の幸せは後半にあり」は、本当のことである。
生きる術（すべ）は「体力」、「気力」そして、「ときめき力」しだい

人は80歳を迎えるとき、気力、体力、ときめき力の衰えも感じるものです。もともと毎日が最後の日と決めて生きているなら80歳も関係ないといわれるかもしれません。しかしときに矛盾もまた好しで、１００歳近い先達にくらべれば、まだまだひよっこのようなもの。それならこれまでどおり初々しい心を失わず、おどおどと生きていこうと思えばいいのです。それでいて「攻めの養生」は果たしていき、ときめいて明日に学ぶのです。

それが免疫力と自然治癒力を高める最大要因にもなります。

当年とって87歳。

人生の幸せは後半にあり。今やナイス・エイジング真っ盛りです。

——『ドクター帯津の健康暦３６５＋１』（海竜社）より抜粋し加筆推敲。

『八十歳からの最高に幸せな生き方』◆目次

2章 80歳から「スーパー気功人間」になろう

3章　病には必ず心の処方箋を携える　

4章 「心をいつもやわらかく」も養生のうち

5章 80歳の身体には「免疫力」を味方に 179

カバーデザイン　U・G・サトー
カバーレイアウト　青鹿麻里
DTP　ハッシィ

1章

80歳からはおまけの人生じゃない

1 人生の幸せは後半にあり

江戸時代に83歳まで生きた貝原益軒は、「人生の幸せは後半にあり」という考えの持ち主でした。著書『養生訓』のなかでも、「人は50歳にならないと後悔することも多く、人生の道理も楽しみもわからない」（巻第一の19）と述べています。

いや、私も80歳を超えましたが、まったく同意見ですね。人生が円熟期を迎えるのは50歳を過ぎてからではないでしょうか。人生100年時代を迎えているとすれば、まさに50歳からの後半が実りを収穫する時期なのです。

ただ、この後半は老化がひたひたと忍び寄ってくる時期でもあります。この老化といかに付き合うかが、「人生の幸せは後半にあり」と言い切れるかどうかの分かれ目になります。

私が「ひたひた」という言葉で連想するのが、臨済宗の中興の祖、白隠禅師が描いた布袋（ほてい）姿の「すたすた坊主」です。このすたすた坊主は白隠が自分の分身として描いたとも言われています。

腹がぷっくりと膨れたすたすた坊主。体形が似ているからというのではないのですが（笑）、以前から親しみを感じていました。右手に菜っ葉のようなものを掲げ、左手には酒桶のようなものを提げて、すたすた、すたすた。

皆さんは老化についてどんなイメージをお持ちですか。私は「ひたひた」ではなく「すたすた」とやってくるこのすたすた坊主こそ、老化の化身ではないかと思っているのです（私のこれからの姿ということでしょうか）。

すたすた坊主は決してこわい存在ではありません。むしろ、全身にそこはかとない優しさがただよっています。

老化とは自然の摂理です。摂理とは神が人の利益をおもんぱかって、世の中すべてを導き始めることだそうです。つまりそこには優しさが満ちているのです。

そんな老化に逆らって、アンチ・エイジングとかいうのはどうかと思います。老化に身を任せながら、よりよく老いていきましょう。つまりナイス・エイジングです。このナイスはナイス・ピッチング、ナイス・バッティングのナイスです。

単に勝利をおさめるだけでは、ナイス・ピッチングでもナイス・バッティングでもありません。思わずナイスと叫ぶ小気味良さがなければいけないのです。

そこで浮かんでくるのが「凛として老いる」「粋に老いる」といった言葉です。「凛として」については2018年6月22日号（週刊朝日・以下同様）で、「粋に」については19年3月1日号で書きました。いずれにしろ、思わずナイスと言いたくなる老い方をしている方がいらっしゃるのです。

またナイス・エイジングは私が日頃、提唱している攻めの養生でもあります。従来の養生が体を労り(いたわり)、病を未然に防ぐ守りの姿勢なのに対し、攻めの養生では生命のエネルギーを日々、高めつづけて死ぬ日を最高にします。そして、その勢いで死後の世界に突入するのです。

さあ、ナイス・エイジングを始めましょう。

2 85歳になってみたら

実は先日、85歳になりました。90歳にはまだ5年もありますが、歳をとってしまったものです。

ところで、85歳を迎えて、私の体に思いがけない変化が見つかったのです。

以前に書いたことがありますが、年に2回やる健康診断の数値が私の場合、決してよくありません。でも、そのこと自体は気にしていないのです。数値が多少悪くてもいのち生命が躍動していれば健康だというのが私の考えですから。

どんな数値化というと、例えば肝機能の指標となる「γ(ガンマー)―GTP」が302だったり228

だったりします。正常値は80なのに20年ぐらい高値安定なのです。エコーで検査すれば「脂肪肝」だと診断されます。腎機能は、もともと先天性腎嚢胞があって正常値には届いていません。まさに毎年、数値は〝満身創痍〟なのです。しかし、それで安定していて、体調も悪くないので特に問題はありません。

ところが、85歳になるに当たって健康診断をしたら、数値が変わってしまったのです。なんと、その変化はいい方向に向かってなのです。

まずγ―GTPが正常値に近い90まで下がりました。エコーで検査しても、脂肪肝が見つかりません。腎機能はクレアチニンが高めだったのが正常値になりました。「eGFR」（腎機能をみるクレアチニン値）が60以上が正常なのですが、ずっと40台でした。それが56と初めて50台になりました。

検査結果を届けてくれた看護師さんが驚いて、「先生、一体何をしたんですか」と私を問いただしたのです。

しかし〝休肝日なし〟で毎日飲むということは、変わりなく続けていますし、酒量にも変化はありません。ライフスタイルで変わったことは何もないのです。数年前から会食のときに、付き合いで食べるというのをやめて、わがままに食べたい物だけを食べるようにしたので、体重が3キロほど減りました。それがプラスに働いたことは考えられます。それ以外に何が変わったのだろうかと考え続けて、思いついたことが二つあります。

一つは、1年ほど前に知人から梅肉エキスをもらい、それがきっかけでこれを毎日なめるようになったのです。診察室においていて、気が向いたら手に取ります。1日に2~3回はなめます。

もう一つは、毎日の晩酌に新メニューが加わったのです。骨を強くするカルシウムを取ろうと考えて思いついたのですが、ウイスキーのロック割りのチェイサーとして、昆布のだし汁を飲むことにしたのです。元々、湯豆腐が大好きで、その昆布から出た汁は体によさそうだと思っていたのです。これは一晩に4~5杯は飲みます。

この二つが数値を改善させたのかどうかわかりません。でも、このぐらいなんですね。変わったことといったら。

3 「生長なき長寿ほどつまらぬものはない」

萩原井泉水（はぎわらせいせんすい）（1884~1976）という俳人をご存知でしょうか。俳句雑誌「層雲」を主宰し、そこから尾崎放哉（ほうや）や種田山頭火が輩出（はいしゅつ）したのですから、たいしたものです。しかし、今回、彼を紹介するのは、俳句ではなくて、貝原益軒『養生訓』の解説についてです。萩原井泉水は83歳から『益軒養生訓新説』という原稿を書き始め、雑誌に連載しました。これがなかなかいいんですね。

私も週刊朝日で養生訓についての連載をさせていただき、『貝原益軒　養生訓　最後まで生きる極意』（朝日新聞出版）という本を出版しましたが、本になった『益軒養生訓新説』（大法輪閣）を読むと改めて感銘を受けます。

益軒の養生訓では「酒は天の美禄（みろく）なり」と飲酒を勧（すす）めていますが、それを受けて、井泉水は酒について語っています。相当な飲み手だったようで、「少年のころ、青年のころにはずいぶん大酒をした」が40代のころになって、酒は味わって飲むべきものではないかと痛感したといいます。若山牧水の歌にある「白玉の歯にしみとほる秋の夜の酒はしづかに飲むべかりけれ」という気持ちになったというのです。そして昔の本にあった酒を味わう九つの順序を紹介しています。

⑴盃につがれたる酒の色の美しさを味わう。
⑵盃を手にもちあげたときの酒の重みを味わう。
⑶盃を口ちかくもってきたときの酒の香りを味わう。
⑷酒が唇にふれたときのそのぬくみ（カンの加減）を味わう。

⑸酒が舌の上を流れる、そのなめらかさを味わう。
⑹酒としてのうまみ（甘くても不可、辛くても不可）を味わう。
⑺咽喉をすべってゆく、そのなごやかさを味わう。
⑻酒のあとくちを味わう。
⑼漸進的に酒をうけ入れた、ホッとした気持ちを味わう。

これだけじっくり酒を味わえば、「酒は天の美禄なり」という言葉が生きてきますね。

井泉水は養生訓の「心は楽しむべし、苦しむべからず」という言葉を受けて、「天を楽しむ」ということも語っています。

「天を楽しむとは、天より自分に与えられたことを凡て楽しとして享受する事である。（中略）雨がふるならば、その雨もまた楽しとする気持である。禅の言葉に『日々これ好日』という。この心境である。考えてみるまでもなく、今日、ここに私というものが生きて息をしていること、このことだけがすでに大きな天の恵みではないか」

そして「人間はたえず生長していなければならない」と説きます。「七十になっても、八十になっても、生長しているべきものだ。長寿ということは、即ち生長ということなのだ。生長なき長寿はナンセンスである」

これはまさに、私がいつも語っているナイス・エイジングの考え方です。

4 老いは決して孤独ではない

ある学術集会の懇親会で、私と同年配の方が近づいてきて、こうおっしゃるのです。

「私は実は昨年、妻に先立たれました。いまだにさびしくて仕方がありません。仏壇の前で妻の位牌(いはい)に語りかけながら、晩酌をしている次第です。先生も奥様を亡くされていますが、孤独の寂しさはどのようにしてまぎらわせていらっしゃいますか」

それに対して私は、

「いやあ、私は女友達も男友達もたくさんいますから、さびしくはないですよ」

と正直に答えました。すると、彼は黙って立ち去ってしまいました。言い方がよくなかったかもしれません。悪いことをしました。

私も亡くなった家内のことを思わないわけではありません。病院の私の部屋には3体の観音像と共に家内の写真を飾っていて、毎朝、延命十句観音経を唱えています。

しかし、だから私が孤独を感じているかというと、そういうことではないのです。

孤独という言葉は儒教の四書のひとつ『孟子』に以下のように出てくることから生まれたのだそうです。

「老いて妻無きを鰥と曰い、老いて夫無きを寡と曰い、老いて子無きを独と曰い、幼にして父無きを孤と曰う。此の窮民にして告ぐる無き者なり」

四者を合わせると鰥寡孤独になるのです。この四者は窮民として救済される対象でした。私は鰥にあたるので、鰥寡孤独の資格は十分です。

年齢を重ねるにつれて、家内だけでなく、１人、２人と仲間が脱落して少なくなっていきます。しかし、気功の仲間は老若男女、まだたくさんいますし、晩酌の相手にもこと欠きません。新型コロナウイルスの自粛をものともせず、毎晩のように会合の予定をいれています。

本誌で対談したことのある上野千鶴子さんが、最近「在宅ひとり死のススメ」（文春新書）という本を出して話題になっています。上野さんはこう言います。「ひとり暮らしは『孤立』ではない、ひとりで死んでも『孤独死』ではない」（同書）。だから「在宅ひとり死」ということばを作ったそうです。さすが、上野さんですね。

老いることによって孤独が深まるという考えは間違いです。

少なくなってしまった昔からの仲間は、男にしても女にしても、魂が成熟して味わいを増してきています。特に女性の色気は年とともに深まるのではないでしょうか。つまり、量の不足は質でカバーされるわけです。

さらに死が近くなるにつれ、先に逝った仲間たちが蘇(よみがえ)ってきて、来世で再開する楽しさがひしひしと身に迫ってくるのもいいものです。

老いは決して孤独ではないのです。

5 アンチ・エイジングよりナイス・エイジング

アンチ・エイジングとナイス・エイジングの違いを考えたときに、大きいのは死に対する姿勢かもしれません。

アンチ・エイジングが老いに抵抗するのは、その先にある死を認めたくないからではないでしょうか。あるいは、死を考えようとしていないのかもしれません。中国では究極の養生は不老不死です。つまりアンチ・エイジングが中国の養生の伝統なのです。

私がおすすめしたいナイス・エイジングは、いつの日か死ぬことが前提になっています。死から目をそむけるのではなく、むしろ、「よりよく死ぬこと」を目指すのがナイス・エイジングなのです。

私自身は70代に入ってから、死に対して親しみを感じるようになりました。自分の死に対して思いを巡らすことが、悪くない気分なのです。

いつもは人と会ったり、病院の食堂で晩酌をしたりしているので、ひとりで飲むことは少ないです。でも、出張のときは、ホテルの近くの店の片隅などで、ひとり静かに飲むことができます。そんなときに、自分の死について思いを巡（めぐ）らすのです。

私は映画が大好きで、特にラストシーンにひかれます。ですから、私の死の瞬間についても、映画のラストシーンのように想像しています。しかも、シチュエーションごとに何通りも考えているのです。

ちょっと恥ずかしくて人に言えない死に方もあるのですが、これまでに何度も書いたり、しゃべったりして好評なのは病院の廊下で倒れるというものです。

ただし、私が倒れるとき、前を歩いていた看護師が気づいて振り向くのです。そして私は彼女のふくよかな胸の谷間に顔をうずめて息が絶えます。

いいでしょう。こういう死を想像すると思わずにっこりしてしまいます。自分の死に対して暗いイメージを持つのはよくありません。明るいイメージを持てば、それが実現します。いわば、死のイメージトレーニングですね。

さらに死に親しむために必要なのは、先にあの世に行ってしまった人たちと交流を深めることです。

私の歳にもなると、多くの親しい人たちが向こうに行ってしまいました。ひとりでゆっくり杯を傾けていると、そういう人たちが語りかけてくるのです。

肉親や先に逝ってしまった妻はもちろん、まだ飲みたりなかった友人たちがあらわれて、「早くこっちに来いよ、また大いに飲もう」と誘います。

私が死んだら、真っ先に会いたいと思っている人が何人かいます。

日本に太極拳を広めた楊名時先生もその一人です。楊名時先生と共に一杯やるのは至福のときでした。再びお会いできると思うと、死ぬのが楽しみになってくるのです。

死をマイナスにとらえるのではなく、プラスにとらえましょう。そのためには死後の世界をどう考えるのかも重要になってきます。それについてはあとでお話ししたいと思います。

6 「死後の世界は余程好(よ)いところなのだろう」

「死後の世界はあると思いますか」という質問に、落語家の立川談志さんは「誰も帰って来た奴はいねえからなぁ。余程、好いところなんだろう」と応えました。さすがです。

死後の世界があるかどうかは、生きている人間にはわかりようがありません。でも、私は「ある」と思うようにしています。

以前にも書きましたが（2018年6月15日号）、死を一人称の死と二人称の死に整理して説明してくれたのは解剖学者の養老孟司さんです。死体とずっと向き合ってきただけあって、死に対する考えが明快です。

一人称の死とは自分の死ですが、これを自分が目にすることはありません。死んでいるのですから。

自分の死を想像するのは、二人称の死、つまり他人の死を知っているからです。多くの人は一人称の死と二人称の死を混同しています。よく考えてみると、自分の死というのは、その死を知る自分はすでにいないわけですから、自分にとっては存在していないのです。一人称の死があると考えるのは、本当は存在しない自分の目でみることによって、二人称の死にすりかえてしまっているからです。

自分にとって存在しない死をあれこれ考えても無駄です。死が自分にとって意味があるとしたら、死後の世界がある場合だけなのです。ですから、私は死後の世界があると決めて、自分の死をとらえるようにしています。

さて、死後の世界とはどんなところなのでしょうか。それは虚空(こくう)にあるのではないかと思っています。虚空とは仏教でいうところの一切の事物を包容してその存在を妨げない偉大な空間です。そこに人は死んだあと、帰っていくように思うのです。

私が虚空の存在を感じたのは、30年前に中国・内モンゴル自治区のハイラルを訪れ、ホロンバイル大草原の真っただ中に立ったときでした。

四方八方が地平線です。空の青、雲の白、草の緑。この3色の世界にひとりで立ったときに、虚空を感じました。私が死んだら帰っていく世界がここにあると、実感することができたのです。

それ以来、2年に1回はホロンバイル大草原を訪れることにしています。大草原に立って、大いなる虚空を感じ、自分が帰る世界を確認するのです。

死後の世界、つまり虚空との交流は大事なことなのです。虚空と親しむことにより、死を恐れることがなくなるし、いざというときに、スムーズに死後の世界に入っていけるようになると思うのです。

ホロンバイル大草原に行かなくても虚空と交流を図(はか)れるのが呼吸法です。気功にしろ、ヨガにしろ、座禅にしろ、その呼吸法の真価はスピリチュアルなところにあります。吸う息によって虚空の気をいただき、呼く息によってわが内なる気を虚空に手渡すのです。

最初は虚空をイメージするだけでいいのです。その上で、ゆっくり、深く呼吸して、虚空との交流を深めてみてください。

7 老人化の天敵、ボケと「歩けない」の対策

自分自身の老化を考えたときに、避けたいことがいくつかあります。そのひとつはボケてしまうこと。もうひとつは歩けなくなることです。近くの居酒屋で一杯やろうというときに、歩いていけないというのは残念です。気ままな老後を過ごすためには、自分の足で歩けることが重要ですよね。

ところが老化には、歩けなくなるリスクがつきまとっています。日本には寝たきり予備軍の老人があふれているのです。それを危惧した日本整形外科学会は老化により歩けなくなってしまうような状態をロコモティブシンドローム（ロコモ）と名付けて、対策に力を入れています。同学会によると、ロコモの人は予備軍を含めると４７００万人にのぼるというのです。

私の太極拳仲間のOさんは90歳を超えてもなお、かくしゃくとしています。ところが、このOさんが自宅で転倒して大腿骨の頸部骨折を起こしてしまったのです。あの太極拳の名手でも転倒するのだと驚きました。太極拳は片足立ちが多く、体のバランスが自然に鍛えられるのです。

老齢になるとなぜ転倒しやすくなるのでしょうか。ひとつは運動調節の中枢である小脳の機能が低下するからでしょう。さらに下半身の筋力の低下も原因だと考えられます。

もう一人、古くから懇意にしている料亭の女将さんにも災難が訪れました。ほんの一瞬、不自然な体制をとったら腰椎の圧迫骨折を起こしたのです。女将さんはベルトで腰を固定して、いつもと同じ和服姿で仕事に励んでいます。立派なものですが大変そうです。

これは骨密度が低下する骨粗鬆症（こつそしょうしょう）によるものです。実は骨も新陳代謝しています。古い骨が吸収され新しい骨が形成されるのです。ところが老化すると、この吸収と形成のバランスがおろそかになってしまうのです。また骨は貯蔵庫の役割があり、体内のカルシウムが不足すると、骨からカルシウムが溶け出してしまいます。このように骨密度が低下すると、骨折しやすくなるのです。

骨折すると、それをきっかけに歩けなくなってしまいます。そうした事態を避けるためには①小脳の機能を維持する②下半身の筋力を保つ③カルシウムを十分に摂る——ことです。

これに対する私なりの対策をご紹介します。

①に対しては脳血管の健康を保つために血液をサラサラにするサプリを飲み、片足立ちの多い太極拳に励んでいます。

②に対してはこまめに動いて下半身の筋肉に負荷をかけるようにしています。病院でもエレベーターは使いません。また、牛肉のような良質なタンパク質を摂るようにしています。すき焼きとかはいいですね。

③に対してはカルシウムが多いといってもチーズや丸干しイワシは嫌いなので、もっぱら湯豆腐を昆布だしでいただきます。昆布は「カルシウム＋リン燐」のバランスが良く、カルシウムの補給食品としてエース級なのです。昆布だしの湯豆腐は毎日、食べています。

8 40年続けている呼吸法も、よくなったのは80歳から

年を取ることによる老化現象についてはすでに説明しました。

大まかに一口で言えば、「老化によって体に起こるさまざまな変化。基礎代謝・循環・呼吸・腎・神経・免疫などの機能が低下し、疾患にかかりやすくなる」（広辞苑）ことだといえます。

「機能が低下し、疾患にかかりやすくなる」のですから、いいことだとは言えないですよね。しかし、マイナスがあればプラスもあるというのが物事の常です。そのプラスに目を向けて楽しむのがナイス・エイジングの方法です。

私は老化とともに人生の味わいが深まってきているのを日々、感じています。

例えば、毎日の晩酌です。また酒の話かと言われそうですが、私にとっては生命をときめかせる重要な時間なのです。この晩酌も40、50代は勢いにまかせて飲んでいるだけでした。味わいを感じられるようになったのは60代になってからです。太極拳の師である楊名時先生と盃を酌み交わしたのもその頃です。先生はすでに70代で、歳は一回り違いました。たわいのない話しかしないのですが、生命の深まりを感じる貴重な時間でした。老境の揺籃期（ようらんき）に、よき師に恵まれたことを心から感謝しています。

また40年続けている呼吸法も、よくなったのは80歳を過ぎてからです。本当に呼吸法が好きになりました。私自身が考案した「時空（じくう）」という呼吸法を皆さんと一緒にすることが多いのですが、それが楽しくてしかたがないのです。先日、長年「時空」に付き合っていただいている方に「今日の時空は殊更（ことさら）よかった」と言ってもらい、うれしくなりました。亀の甲より年の功ということでしょうか。

西郷隆盛が愛読したという佐藤一斎の「言志四録」のひとつ、「言志晩録」に以下のような言葉があります。以前、小泉純一郎首相（当時）が国会での発言で引用してよく知られるようになりました。

少にして学べば、則ち壮にして為すこと有り。

壮にして学べば、則ち老いて衰えず。

老いて学べば、則ち死して朽ちず。

つまり、老いてからの学びは死を乗り越えるというのです。老には、少や壮とはくらべものにならない深みがあります。やはり老いることのプラスは、マイナスをはるかに超えています。また老いてこそ、しみじみ感じることもありますね。前々回書きましたが、私は死んだら虚空に帰ると思っています。ですから、地球は故郷のようなものなのですが、この地球への思いが深まっているのです。

最近、地球の自然治癒力が低下しているのではないでしょうか。地震や洪水といった天災だけでなく、世界各地での紛争の多さも目を見張るものがあります。さらに殺人事件の多いこと。しかも子どもが犠牲になっています。近い将来、地球の病は限界に来るのではないかと思ってしまいます。微力ながら回復に力を尽くしたいと思います。

わが故郷・地球へのいとおしさが募るのも、老いのプラス面かもしれません。

9　歳を取るほど「身軽になろう」

凛とした老い方をされている方、まさにナイス・エイジングを実践されている方に、私が敬愛してやまない宗教学者の山折哲雄さんがいます。88歳になられましたが、その凛とした姿は少しも変わりません。その山折さんが最近『「身軽」の哲学』(新潮選書)という本を出されました。

古代インドでは人生を四つの時期、四住期に区切る考え方がありました。四住期の1番目「学生期」では勉学に励みます。次の「家住期」では家庭を持ち仕事をしてお金を稼ぎます。3番目の「林住期」ではそれまでの世俗的な生活から身をひき、家を離れひとりになって自由な時間を楽しみます。この後、4番目の「遊行期」に進む人はまれです。この最終段階は聖人への道だからです。多くの人は林住期からまた世俗の世界に戻って一生を終えます。

山折さんは著書のなかで、この四住期のうちの林住期に着目。日本でも実践した人物として西行、親鸞、良寛をあげて、その生き方の「身軽」さを論じています。

林住期の身軽な生き方は魅力的ですね。まだ聖人ではないのですが、俗人でもない。中途半端なようですが、世俗の重荷を一旦、肩から下ろしてみるというのが、ナイス・エイジングの方法として悪くないと思うのです。そこから見えてくる新たな人生が、必ずあるはずです。

私は特に西行の生き方に惹かれます。武門の家に生まれ、北面の武士として仕えながら、23歳で妻子を捨てて出家。仏道とともに和歌の道にも励み、歌人として名を残しました。その間、奥州、四国など全国を行脚し、鳥羽上皇、崇徳天皇、平清盛、源頼朝といった権力者とも交流を深めました。さらに待賢門院（藤原璋子）、堀河局（待賢門院堀河）といった多くの女人を愛したというのですから粋ですね。羨ましいばかりの身軽さです。

そして有名な「願わくは　花の下にて　春死なん　そのきさらぎの　望月のころ」という歌を残し、73歳で歌の通りに幽明境を異にしたのです。見事な死です。その生と死を統合した逝き方を見ると、西行はその身軽さゆえに、すでに聖人の域に達していたのではないかとも思えるのです。

私は72歳のときに妻を亡くし、ひとりになりました。妻には苦労をかけたままで逝かせてしまい不憫に思いましたが、また来世で会えると思うと、それほど悲しくはありません。

家族を失うのは、悲しいことであるのに間違いありませんが、身軽になる機会でもあります。そういうときに、プラスの生き方を見出すのもナイス・エイジングではないでしょうか。

少し前ですが、ある独身女性から「先生！　おひとりじゃ、寂しいでしょう。私と結婚しない？」と、冗談めかしているものの本気度の高そうな申し出を受けました。ありがたい限りですが、この歳から身軽さを失いたくないと、丁重にお断りしました。

このまま、身軽なままで、西行のように逝きたいものです。

10 自分の身体と話し、自分の主治医になる

中国は呉の孫武が著したとされる兵法書『孫氏』に「彼を知り己を知れば、百戦殆うべからず」とあります。名言ですね。兵法の基本中の基本だと思いますが、この「己を知る」ことが難しいのです。

ナイス・エイジングを実践されている方をみると、自分の身体のことをよく知っていらっしゃいます。身体が強い、弱いにかかわらず己の身体のことを知っている人は、日々を生き生きと暮らすことができます。

むしろ、身体の丈夫な人の方が、自分の身体の声に耳を傾けずに無理をしてしまうことが多いのではないでしょうか。その無理は長くは続きません。

といっても自分の身体の声に気付くのは、そう簡単ではないのです。過敏に心配すればいいというものではありませんから。

まずは自分の体質を知ることから始めるのがいいかもしれません。それには中医学の弁証という方法が役に立ちます。証とは体質の歪みの方向のことで、それを弁証で明らかにします。

この方法では体質をとらえるために様々な対立する条件を考えます。一番基本的なものは「熱」と「寒」です。体質を熱タイプと寒タイプに分類するのです。あつがりの人は熱タイプに、寒がりの人は寒タイプに分類されます。

そのほか基本的な条件として「実」と「虚」、「燥」と「湿」があります。

実タイプは気が滞りがちな（頭痛、肩こり、高血圧、便秘などがある）人、虚タイプは気が不足した（だるい、低血圧、すぐに下痢をするなど、とにかく元気がない）人となります。

燥タイプは体に水気がない（皮膚がカサカサしている）人。湿タイプは体に水気が多い（すぐにむくんだり、むくみっぽい）人です。

この三つの対立したタイプを組み合わせると、「熱実燥」「熱実湿」「熱虚燥」「熱虚湿」「寒実燥」「寒実湿」「寒虚燥」「寒虚湿」の8通りのタイプが出来上がります。もちろん、人間はもっと複雑なもので、八つのタイプに分類されるものではありませんが、大雑把に自分はどのタイプかを知ることができます。

ちなみに私のことをいいますと、まず熱タイプです。身体が熱を保持しやすいので一年中、薄着で間に合います。真冬でも仕事中は裸足です。

また体温が上昇し過ぎるのを防ぐためにはしばしば下痢をします。突然の下痢です。しかし、そういう体質だとわかっているので、あわてません。

「実」と「虚」については実の法だと思います。高血圧で、突然の下痢以外には便秘気味ですから。実タイプの人は辛い物や苦いものを食べるといいのです。大根、鶏卵、酢、コショウ、カレーなどです。

「燥」と「湿」については、どちらかというと燥です。燥タイプが食べるといいものは豆腐で、私は大好物なので、ばっちりです。

自分の体質を知ると、何が自分にとって自然なのかがわかります。そこからはずれたら要注意です。みなさんも「己を知る」ことを始めてください。

11　疲れからいち早く脱却する方法

年齢とともに疲れやすくなるのは、当然のことだといえます。特に夏の暑さは体力を消耗します。

私も、ほんのこの1年のことなのですが、病院やクリニックで一日中、患者さんを診察して夕方になると、疲れたなあと感じることがあります。

1年前まではそんなことがなかったので、少し残念なのですが、私の場合、幸いなのは仕事が終わって6時半からの晩酌を始めると疲れが消えてしまうことです。むしろ、疲れたなと思った後に飲むビールは格別です。

まずは老化とともに疲れやすくなるのを認めたうえで、いち早く脱却する方法を考えるのが、ナイス・エイジングではないでしょうか。

疲れに対する対応は一般的な養生と同じで三つの側面があると思います。それは「心」「食」「気」の側面です。

「心」でいえば、私の晩酌が典型的な例なのですが、うまく気分転換するということです。その気分転換で大事なのは、心のときめきです。ちょっとしたことでいいのです。疲れたなと思ったら、心のときめきを見つけましょう。

先日、私が見つけたちょっとした心のときめきは「カツオの刺し身」でした。講演の帰りに空港に着いたら、まだ搭乗まで時間があります。よし生ビールを飲もうと考えたのですが、ちょっとしたつまみが必要です。それを求めて空港のレストラン街を歩いていると見つけました。４９０円の「カツオの刺し身」これだと思ったら、心がときめきました(笑)。

「食」については好きなものを食べるというのが基本ですが、まずは温かいものを食べるというのも重要です。夏でも冬でも温かいものがいいのです。中医学では温かいものは脾胃(胃腸)が好むといわれています。食べ物自体、脾胃の好むものであれば、なおさらいいですね。

「とうもろこし、黒ごま、山芋、人参、栗、うなぎ、フグ、カツオ、牡蠣、イカ、牛肉、豚肉、鶏卵、豆腐」

こういったものがそれに当たります。なんと私の好物ばかりです。

「気」の側面からは、体内の気の流れを整えて、自然治癒力を高めるということになります。それには気功がいいのです。「功法に優劣なし」といわれ、どの気功でも、自分が気に入ったものをやればいいのですが、疲れをとるということでは、原穴を刺激する八段錦がおすすめです。

簡単な気の整え方を三つ紹介しましょう。

(1)体力を消耗したとき
深呼吸を10回おこなう。

吸気は短く呼気は長く。

⑵頭痛がするとき

背筋を伸ばして座り、頭部を後ろに反らせること8～10秒。そのあと胸の前に前傾すること10～15秒。これを4～8回。

⑶両眼が腫れたとき

両眼を上に向けること5秒。そのあと鼻柱を目視する。これを3～5回。

「心」「食」「気」の3方面からの対応を考えて、いち早く疲れから解放されましょう。

12 異性への心のときめきを保つのがナイス・エイジングの達人

心のときめきを失わないことが攻めの養生にとって重要だということは、これまでにも書いてきました。その心のときめきで思い出すのが、今は亡き伊那谷の老子、加島祥造さんです。

英文学者だった加島さんは晩年、長野県の伊那谷に住み、老子に関する著作をする一方で、ご本人も隠遁者のような生活をされていました。その加島さんは、私が心のときめきの話をすると、「ときめき、そいつはなんといっても女だよ！」と言い切るのです。

そう言い切る加島さんは確かに女性にもてるのです。伊那谷でも必ずかたわらには女性が寄り添っていました。うらやましい限りです。

92歳で亡くなる少し前のことです。入院されたのでお見舞いに行きました。固形物がのどを通らないようでしたので、ロイヤルゼリーをもっていきました。

管につながり、寝たきりの状態でしたが、話はできました。ロイヤルゼリーを渡すとにっこりして、「これを食べるとまたできるかな」と言うのです。さすが加島さんです。かたわらには、いつものように若い女性が寄り添っています。

本当に感服したのは、その後です。加島さんがロイヤルゼリーをすぐに食べると言いだし、恋人らしきかたわらの女性がスプーンで食べさせたのですが、うまく食べられずにこぼれて口のまわりがベタベタになりました。

そうしたら、その女性は、その口のまわりを舐めだしたのです。感動しましたね。彼女の愛情の深さを感じました。そういう女性に寄り添われる加島さんが本当にうらやましくなりました。

90歳を過ぎても女性にもてた加島さんは、ご本人も最後まで恋心を失わない人でした。老いとは関係なく、みずみずしい恋心を持ち続けたからこそ、連れ添う女性と深い愛情で結ばれていたのだと思います。

加島さんの異性との付き合いは達人の域ですが、そこまでいかなくても、ナイス・エイジングにとって異性との付き合いは重要だと思います。

インドの偉人、ガンジーは禁欲主義だったにもかかわらず、晩年、若い女性と同衾（どうきん）していたというのは有名ですが、臨済宗の中興の祖といわれる白隠禅師にも似たようなエピソードがあります。

『白隠禅師—健康法と逸話』（直木公彦著、日本教文社）に書かれているのですが、白隠禅師が82歳で亡くなる1カ月前のことです。近村の諸寺に数日間にわたり説法に出かけられ、大変お疲れの様子。同行の僧が、どうかお休みくださいと頼んでも、まだまだ、と受け入れない。

そこでその僧は一計を案じ、一人の女人を呼び、こちらと同衾してお休みくださいと進言しました。禅師は快諾し、彼女に抱かれて大いびきをかいて休み、その後の説法をつとめたというのです。

私は同衾とはいかないのですが、たわいのない話をしながら酒を酌み交わし、ほろ酔い加減でハグをして別れるというのが大好きです。ただ抱き合うだけでもいいですが、頬と頬が触れれば、また格別です。

13　80歳になってこそ年上の人と付き合え

私がまだ79歳だった頃のことです。ある雑誌の新年の言葉に、「今年はいよいよ傘寿である。死ぬ日がいつか訪れて来るかわからない。いつでも（死に向けて）加速できるように、日々心身を調えておきたい」と書きました。正直な気持ちでした。そろそろ、死に時が来るかなという思いだったのです。

ところが、それからしばらくして、女優、司葉子さんのご主人で元経済企画庁長官の相沢英之さんと対談しました。当時、相沢さんは96歳。私より17歳年上でした。初めてお会いしたのですが、驚きました。

まず顔の艶がいい。歩き方が大股でリズミカルなのです。お話ししてみると、しゃべられることにまったくブレがない。大蔵省のエリートだった頃の頭の冴えがそのままです。

さらに、若くて美人の秘書を後に従えていらして、対談が終わると、近くの寿司屋に2人でさっと入られた。うらやましい限りです。

本当にその96歳のお姿に圧倒されました。相沢さんに較べれば、私などまだまだひよっこだと思いました。死後の世界に向かって加速するなどと、偉そうなことを言わずにひよっこならひよっこらしく、おどおどと生きてもかまわないという気持ちになったのです。
つまり論語でいう「四十にして惑わず」ではなく「八十にしてなお惑う」ということです。そう思うと逆に80歳代への展望が開けてきました。やはり、いくつになっても、年上の人に学ぶことは大きいのです。

五木寛之さんも私より4歳年上です。だいぶ前になりますが、ご一緒に対談本を3冊ほど作りました。3時間の対談の後半は寿司屋さんに移動して、酒付きでというのがやり方でした。私の前には2合ほど酒が出てきます。五木さんは小さいグラスに一杯だけ。4~5口飲めばお終いです。それを五木さんはひとくち飲むごとに、「旨いなあ」と歓声を上げるのです。

五木さんは文壇でも酒豪でならしていたはず。そんなに旨いならもっと飲めばいいのに、なぜこんな少量の酒と思って、気づきました。

論語の「七十にして、心の欲する所に従えども矩を踰えず」なのです。五木さんはその境地に入られているのです。私など2合の酒を飲みほして、さらにおかわりが欲しくなる始末です。4歳の差は大きいと思いました。

年上の人と付き合うと自分はまだまだだと学ぶことができます。それだけでなく、心の安らぎを得ることもできます。

先日、5歳ほど年上の太極拳の師範とお会いしました。お弟子さんたちの前で2人で演舞をしたのです。太極拳で大事なのは流れるようなダイナミズムです。そのつもりで舞うと、私の方が早くなってしまうのです。同じ向きであるはずが、時には向かい合ってしまうことも。ところが、師範の一挙手一投足からは終始、優しさが溢れ出ていました。

それを感じて、私よりも一歩も二歩も先を歩む先輩のありがたさが心に響きました。まさに後輩冥利です。

14 これからは捨てることで自由になろう

山口誓子さんの句に、

「学問のさびしさに堪へ炭をつぐ」

というものがあります。大学を出て20年ぐらい経った頃、この句を染めた手ぬぐいをいただきました。一目見て心に響き、表装して病院の外来ロビーにかざることにしました。私はこの句を見るたびになんとなく気が休まるのです。

思い起こすのは、医学部に進学して毎晩、医学書に向き合っていたときのことです。まだ晩酌の習慣はなかったので、近くの食堂でさっさと夕食を済ますと、下宿に帰って勉強しました。医学は初めて接する学問でしたから、興味津々で楽しかったのですが、教科書を読み進めるうちに、そこはかとないさびしさに包まれてくるのです。

あれは、何だったのでしょうか。膨大で深淵な知の大海に乗り出すときの、恐れのようなものだったのでしょうか。

そういう気持ちにおそわれると、私は財布をポケットに入れて、夜の街に出かけるのです。近くに学生相手のトリス・バーや屋台のおでん屋さんがあって、私の心を癒してくれました。

そういう経験がありましたから、「学問のさびしさ」の句が心に響いたのです。でも、この句を病院にかざったときには、「学問のさびしさ」の正体については、まだわかりませんでした。

その疑問が氷解したのは、何年かして『老子』の第四十八章に出会ってからです。

学を為せば日に益し
道を為せば日に損す
之を損し又た損して
以て無為に至る
無為にして為さざる無し

以前にも書きましたが、私が敬愛してやまない伊那谷の老子こと、今は亡き加島祥造さんは、これを解釈して、

「誰だって初めは知識や礼儀作法を取り入れる。利益になるからね。けれども、それからタオ（道）につながる人、蓄えたものを忘れてゆくんだ。——いわば損してゆく。どんどん損をしていって、しまいに空っぽの状態になった時、その人は内なる自由を獲得する。それを無為というんだ」（『タオ―老子』筑摩書房）

と訳しました。

つまり、学問をする人は自分に役立つことを溜め込んでいって、やがて身動きができなくなる。一方、道を求める人はどんどん捨てていって、人間本来の自由を手にすることができるというわけです。

学問をすること、知識を得ることにさびしさを感じたのは、それによって自分が不自由になることを予感していたからなのでしょう。

この溜め込んで身動きができなくなるというのは、情報過多の今の世の中では特に言えることです。道を歩きながらもスマートフォンを見て、寸暇を惜しんで溜め込んでいる人が多いことに驚きます。

これまでの人生で十分に知識を溜め込んできたのですから、これからは、それを捨てて、もっと自由になるべきです。いったん捨てる覚悟を決めると、いかにどうでもいいものが多いかがよくわかります。

15 70代のうつ病を敵視せずうまく付き合う

歳を取ってからうつっぽくなったと感じている方は少なくないのではないでしょうか。

五木寛之さんの『林住期』（幻冬舎文庫）という著書のなかに、

「（うつ病は）第三の人生、すなわち五十歳から七十五歳までの二十五年間において、もっともおちいりやすい難病です」

というくだりがあります。すでに87歳になっている五木さんは新たな境地にいらっしゃるようですが、70歳代の頃にお会いしたときには、ご自身がうつっぽい傾向をお持ちでした。そのせいか、この本ではうつについて詳しく述べています。

うつ病は予防することのできない病気だとしたうえで、「うつという状態こそは、人間が生きていく上で欠かすことのできないひとつのエネルギーの姿だ」と語ります。

うつは人生の「光と影」の影の部分であり、光があれば影があるのは当然です。だから、「うつをえたいのしれない怪物のように恐れないことである。人はうつとともに生きるのだ、と覚悟することである」

というのです。さらには、

「うつは現代人の正しい心のありようなのだ。それをまったく感じないような人こそ病人だろう」とも述べています。

確かにうつを敵視せずにうまく付き合うというのは、大事なことだと思います。ナイス・エイジングにとって重要なことではないでしょうか。

ただ、うつっぽいというのと、病気のうつとの区切がつきにくいのが難しいところです。うつ病であるなら、やはり専門家の治療を受けるべきです。

そのためには、うつっぽさを我慢してそのままにしないことだと思います。時にうつっぽくても、自分で回復できるなら、大丈夫です。でも自分で回復できないと感じたら、そのままにしておかずに早めに助けを求めることが大事です。そういう状態になっている人がいたら、そのことに周りが気づいてあげることも重要になります。

私はうつ病の専門家ではないのですが、多くのがん患者さんと付き合っていますから、うつっぽいという訴えはよく聞きます。自分ががんだと知ることでうつ状態になるのは、当然のことでしょう。

患者さんは全国に散在していて、2週間ごとに通院というわけにはいきません。そこで体調の変化を手紙で知らせてもらっています。皆さん、少しも病に負けていません。がんと闘う健気な姿が伝わってきて、頭が下がる思いです。そのなかで、時に不安、焦燥、悲哀などの感情に押しつぶされそうな姿が浮かび上がることがあります。そのときには薬を処方して、その状態を脱する手助けをします。

人間の本性は悲しみです。明るそうな患者さんは意外にもろいものです。自分の悲しみを踏まえた患者さんが力強くがんと闘えます。その悲しみに共感しサポートするのが、私たち医療者の役割です。いつでも私たちに助けを求めてもらいたいと思っています。

16 老年が惨めという人の知らない舵のとり方

人生後半の生き方を考える上で参考になる本としては、貝原益軒の『養生訓』がまず思い浮かぶのですが、もうひとつ欠かせないのが、ローマの政治家・哲学者キケローの著書『老年について』（岩波文庫、中務哲郎訳）です。

彼はこのなかで、老年が惨めなものと思われる理由を四つあげたうえで、その一つひとつに反論を展開します。つまり、老年は惨めではないということを主張した本なのです。

その四つとは以下のようなものです。

⑴老年になると公の活動から遠ざけられる
⑵老年になると肉体が弱くなる
⑶老年になるとほとんど全ての快楽が奪い去られる
⑷老年になると死から遠く離れていない

いずれもナイス・エイジングのためには克服すべきテーマです。今回はこのうち⑴について考えてみたいと思います。

キケローは⑴について「まともな議論をしていない」と言い切った上で、老人が何もしていないというのは、「船を動かすに当たり、ある者はマストに登り、ある者は甲板を駆け回り、ある者は淦（あか）を汲み出しているのに、船尾で舵を握りじっと座っている舵取りは何もしていない、と言うようなものである」と語ります。

そうしてこう主張します。

「(老人は若者より)はるかに大きくて重要なことをしているのだ。肉体の力とか速さ、機敏さではなく、思慮・権威・見識で大事業はなしとげられる。老年はそれらを奪い取られないばかりか、いっそう増進するものなのである」

確かにその通りです。大政治家のキケローのように大事業とはいかないかもしれませんが、まだまだやれることがあります。

そのときにポイントになるのが、若者のような速さ、機敏さはもうないということです。貝原益軒は『養生訓』のなかで、「老後は、わかき時より月日の早き事、十ばい」と話しています。そして「一日を十日とし、十日を百日とし」過ごせというのです。

これは逆にいうと、若い時に1日でできた事が、歳をとると10日かかってしまうということです。

しかし、それでもいいではないですか。ゆっくり、じっくりと、量よりも質です。若い時のスピードからは気づかなかったものが、老年になってゆっくり歩んで見えてくるはずです。自分のやるべきことをゆっくりじっくりステディにやっていきましょう。

ちなみにステディとは、船をこのまま真っすぐ進めよという時の号令に使われる言葉だそうです。日本語では宜候(ようそろ)といいます。子どもの頃に「面舵、取舵、宜候」とかけ声をかけて遊んだことを思い出します。

それにしても、宜候とはナイス・エイジングにぴったりなかけ声ではないでしょうか。これまで、紆余曲折（うよきょくせつ）、様々な人生を歩んできて、これからはゆっくりじっくり真っすぐに進んでいくのです。舵取りは宜候でいきましょう。

17 老いたと思ったら、つまらないことへの挑戦がいい

これまでの人生を振り返ってみると、様々なことに挑戦してきたものだと思います。人生の前半はまさに挑戦の歴史でした。

最初の挑戦は埼玉県川越市から越境して都立小石川高校に入学したことでしょうか。周りの雰囲気に乗っかって受験しただけでしたが、田舎の中学生にとっては大きな挑戦でした。その後、東大受験、医学部への進学、都立駒込病院への赴任、病院の開設と次々に人生の挑戦が続くのですが、そういう挑戦も60歳代まででしょうか。

人生の後半になると、そうした華々しい挑戦は影をひそめます。私にとってホリスティック医学を追及するという道は、まだまだ続いているのですが、それは挑戦というより、道を究め

るといった性格のものです。

70歳を超えてからは、もはや実利実益につながる挑戦は必要なくなり、むしろ人生の味わいを深めるような、派手ではない一見つまらない挑戦に代わるのではないでしょうか。

ここで、私が最近考えているつまらない挑戦についてご紹介したいと思います。それは、より旨い湯豆腐を作ることなのです。

私の湯豆腐好きについては、これまでも書いてきました。50年来、毎日の晩酌に欠かしたことがありません。独り身の私は会合がないときは、病院の職員食堂で晩酌しています。そのときに湯豆腐を作ってくれるのは、気心が知れた栄養士さんです。私の好みを知っていてくれるので、本当においしい湯豆腐を毎回、出してくれます。

でも、このように周りの人に甘えるのも、限りがあると思うのです。いつかは自分で晩酌の準備をしなければいけない。そのときに、刺し身は買ってくればいいが、湯豆腐は自分で作らなければいけません。

それに気づいてから、湯豆腐作りに挑戦しようと思い立ちました。どうせ挑戦するなら、飛び切り旨い湯豆腐を作ってやろうと思っています。それで生き甲斐の晩酌に花を添えるつもりです。

職員食堂とは別に、これは旨いと思ったのは、新大阪駅構内の料理店にあった湯豆腐でした。たった400円なのですが、これがいい。それから、大阪への出張が楽しみになったのですが、残念ながらその店はなくなりました。私にとって幻の湯豆腐です。

一口に湯豆腐と言っても様々です。旨い不味（まず）いの差はどこから来るのか？　豆腐を昆布だしの湯で煮たものですから、旨い豆腐と旨い昆布だしで、旨いものができるはずです。

ところが豆腐の種類というのはごまんとある。この中から自分の口に合った豆腐を選び出さなければなりません。そう考えたら、がぜん、やる気が出てきました。

さらに昆布だしです。知り合いの料理店で聞いてみたら、利尻昆布70グラムを2リットルの水で沸騰しないように数時間煮出すそうです。これは奥が深そうで楽しみです。人によってはつまらないことでしょうが、私にとっては大きな挑戦です。心がときめきます。

18　もっとも楽な呼吸は正しい姿勢から

老いてもなお、はつらつとしている人に時々、出会います。ああ、この人は攻めの養生をしているなと、うれしくなります。

街ですれ違っても、そういう人はすぐにわかります。共通の特徴があるのです。なんだと思いますか、答えは姿勢です。姿勢の良い人は歩き方がリズミカルで足取りもしっかりしています。

では、姿勢が良いとは、どういうことなのでしょうか。猫背ではなく、背筋がビシッと伸びた状態でしょうか。

以前うちの病院で気功・鍼灸治療を担当していた鵜沼宏樹さんは長年、中国で修行してきた気功の達人なのですが、ビシッとした姿勢は体に緊張があって良くないといいます。

「どのような姿勢が良いかと言えば、最も楽に呼吸できる姿勢、ということになります。（中略、それは）横隔膜の動きを制限していない、ということです」（鵜沢宏樹著『一日の簡単気功レシピ』春秋社）

太極拳に「頂（いただき）の勁（けい）を虚にして領（りょう）すると、気、丹田に沈む」という言葉があります。頭と頸の力を抜いて、何かで頭頂が吊るされているようにすると、気は丹田に落ち着くという意味です。

「上虚下実（じょうきょかじつ）」「胸虚腹実」という言い方もあります。この状態だと横隔膜がのびのびして良い姿勢になっているのだと、鵜沼さんは説明します。

私自身は姿勢が良いと褒められることがしばしばあって、うれしく思っています。それは、やはり30年以上続けている太極拳のせいだと思います。

皆さんにも、太極拳の中で特に姿勢を良くするのに効果がある二つの動きを紹介しましょう。

一つ目は太極拳の準備運動として行われる甩手（すわいしょう）です。私の太極拳の師、楊名時先生によると、「甩」とはポイと投げるという意味なのだそうです。

(1)まず両足を肩幅ぐらいに開いて立ち、ひざを少し曲げます。
(2)背骨をまっすぐにして、背骨を軸にして体を回転させます。足は動かさないようにします。
(3)腕は力を抜いて、体の回転にあわせて、左右に大きくふります。

簡単な運動なのですが、この動きは肩や背中の凝りをほぐして姿勢を正すうえに、背筋にもいい効果があるといいます。

二つ目は鵜沼さんが推奨する金鶏（きんけい）気功です。これは太極拳の片足立ちから生まれたものです。

(1)腕を自然に垂らしてかかとをつけて立ち、腕を横に上げ頭の上で合掌します。
(2)合掌を喉の高さまで下ろし、肘（ひじ）をのばして両腕を前に出します。
(3)息を吐きながら右手を下に左手を上に動かし、同時に左ひざを骨盤の高さまで持ち上げます。
(4)息を吸いながら、肘をのばした合掌のポーズに戻ります。

⑸⑶と同じ動きを左右逆に行います。左右各1回をワンセットとして10セット行います。

甩手、金鶏気功がいずれも簡単な動きです。でもとても効果があります。是非、試してみてください。

19 心の中に「虚空」を持つ人がナイス・エイジング

人生も後半になると、信仰心がない人も宗教のことが少し気になってくるものです。やはり自分の死が近づくからでしょうか。

私自身は宗教に対してあまりいいイメージを持っていません。宗教には教団が付き物だという感じがあるからです。広辞苑で「宗教」を引いてみても、「帰依者は精神的共同社会（教団）を営む」というくだりがあり、「多くは教祖・経典・教義・典礼などを何らかの形でもつ」と書かれています。

生来、団体行動が嫌いな私は宗教のそういった側面がなじめないのです。なにせ、小中学校時代は運動会や学芸会が嫌いでしたし、今は宴会やパーティーが苦手です。

しかし、宗教のそういう面が本質ではないということも感じています。宗教学者の鎌田東二さんは著書『宗教と霊性』（角川選書）の中で宗教とは何かを語っています。それによると、宗教とは明治時代にｒｅｌｉｇｉｏｎ（ラテン語のｒｅｌｉｇｉｏが由来）の語源には三つの説があるそうです。

一つ目は神話や儀礼や祈りを反復するという意味。二つ目は神と人とを再び結びつけるという意味。そして三つ目は根源的な畏怖心という意味だというのです。

聖なるものや不可思議な事物に直面したときの不快畏れの感情がｒｅｌｉｇｉｏｎの語源だというのです。

鎌田さんはこの3番目の説を支持して、それこそが「宗教」「宗教心」の根幹にあるものだと語っています。

私もこの「根源的な畏怖心」という言葉は腑に落ちます。私も聖なるものに対する畏れの感情を持っているからです。その感情が宗教の根幹なら、私もひとかどの宗教者だといえます。

私にとって聖なるものとは虚空です。一切の事物を包容してその存在を妨げない偉大な空間のことです。その虚空の存在を感じるようになったのは、ほかでも書きましたが、30年前に中国・内モンゴル自治区のホロンバイル大草原の真っただ中に立ったときからです。空の青、雲の白、草の緑にひとりで包まれて、虚空を感じ、私が死んだら帰っていく世界がここにあると直感したのです。

それ以前にも、病院で亡くなった患者さんを見送るたびに不思議に感じることがありました。どの患者さんも例外なく死後、本当にいい顔になるのです。それはまさに、現世から解き放たれて、大いなる虚空に旅立つときの安堵の表情だったのだと気づきました。

臨済宗の中興の祖、白隠禅師も法語『夜船閑話』の中で虚空について語っています。「虚空に先立ちて死せず、虚空に後れて生ぜざる」を目指せというのです。つまりは、生きながら虚空と一体になれというのです。まさにそれが悟りの境地ということでしょう。私にそれは無理ですが、畏怖心を持って虚空と交流しようと思っています。

宗教への信仰心は別として、聖なるものへの畏怖心を持つのはナイス・エイジングの方法として悪くないと思うのです。

20 「いい人」とはどう生きる人か

人生も後半になると、他人を押しのけてまで何かをやりとげたいという気持ちがなくなってきます。むしろ、「あの人はいい人だ」と言われて過ごしたくなるのではないでしょうか。

でも、このいい人とはどういう人なのでしょうか。貝原益軒はは養生訓のなかで「心しづかに、従容（しょうよう）として今日を楽しみ、いかりなく、慾すくなくして、残軀（ざんく）をやしなふべし。（中略）老後の一日、千金にあたるべし」（巻第八の4）と説いています。まさに、老いてからのいい人のイメージです。

映画解説で知られた淀川長治さんはナイス・エイジングを実践された方でした。その淀川さんが見事な晩年をみせてくれたいい俳優としてあげているのが、笠智衆さんです。

「とにかく腰の低い物静かな人でした。（中略）威張ったり、自慢したり、カッコつけたりすることが少しもなく、いつも裸のままの自分を正直に見せていたような気がします。これほど謙虚なスターは過去にいなかったし、これからも出てこないのではないでしょうか」（『生死半半』幻冬舎文庫）

いくつもの名言を遺した物理学者、アインシュタインの言葉にこういうものがあります。

「人は自分以外のもののために生きられるようになって、はじめて生のスタートを切る。自分に向けたのと同じだけの関心を仲間にも向けられるようになったときに」

やはりいい人とは、自分に対してあくまで謙虚で、自分の欲求や利益を犠牲にしてまでも他人のため、社会のために尽くす人のことなのでしょう。

確かに世の中がそういう人ばかりになったら、ずいぶん住みやすくなると思うのですが、わが身を振り返ってみても、それを実践するのはなかなか難しいですね。

人は人生が終わりに近づいても、欲を捨てるのは簡単ではないと思うのです。あまり、いい人になろうとばかり思っていると、それがかえってストレスになってしまいます。

ですから私はいい人になるのではなく、自分はいい人なんだと勝手に思い込むようにしています。実際、歳をとるとみんな、多かれ少なかれいい人になるものなんです。

自分のことをいい人だと思うには、多少の工夫も必要です。例えば、タクシーに乗ったときには、お釣りを受け取らなかったり、ちょっと多めに支払ったりします。そうすると、運転手さんはみんな喜んでくれます。そのせいで、自分はいい人だと思えるのです。

先日は母校の高校が創立１００年を迎え、記念事業のための寄付を募ってきました。私は世間知らずで、どのくらい寄付をしたらいいのか皆目見当がつきません。いつも世話になっている病院の元看護師長に相談すると、すかさず「１００万円ね」という答え。

その通りにすると、送られてきた寄付者リストの冒頭に名前が載っていました。言われた通りにしただけなのに、それを見ると、「うん、私はいい人だな」と思うことができました（笑）。

21 がん患者の方から学んだ「よい場に身を置け」

がん患者さんと長年、付き合ってきて、つくづく思うのは、がんのありようは様々だということです。同じようながんであっても人によって、まったく経過が変わってしまうのです。それは、がんという病気がからだ（臓器）だけの問題ではなく、その人の人間まるごとに関わるからでしょう。

そうした患者さんの中に、ときに、目覚ましい治り方をする人がいます。その人たちに共通項はないのだろうかと考えていたのですが、最初は見当がつきませんでした。ところがひとつのことに気づいたのです。

それは、その人たちはいずれも「よい場」に身を置いているということです。場というと場所とか環境を意味すると思うかもしれませんが、私の言う場はそれとは少し違います。

以前にも書いたのですが、電場や磁場と同じように生命場というものがあると、私は思うのです。これは西洋医学よりも中国医学の方がなじむ考え方です。中国医学では生命のエネルギー、気の存在が前提になっています。

この気が流れるルートを経絡というのですが、西洋医学的に解剖しても、それは見つかりません。経絡は生命場が生み出すネットワークだと考えるとわかりやすいのです。

『「気」とは何か』（NHKブックス）の著書がある哲学者の故・湯浅泰雄先生は、中国では後漢の2世紀ごろの医書『黄帝内経（だいけい）』で、すでに月の満ち欠けと海水の干満の関連を指摘し、それに人体の1カ月の変化（サーカルナ・リズム）を結び付けていたと説明した上で、こう指摘しています。

「西洋は時間の経過に注目して因果的に世界の現象を捉えようとしたのに対して、中国は空間的事物相互の間にはりめぐらされた見えない作用に即して世界を見てきたのである」（『身体の宇宙性――東洋と西洋』岩波書店）

生命場とはまさにこの、「空間的事物相互の間にはりめぐらされた見えない作用」なのです。

生命場は体の中だけにとどまりません。例えば、私が病院で診療しているときは、私の生命のエネルギーは私の中だけでなく、病院全体に広がっているのです。私以外のスタッフ、患者さんのエネルギーもそこに加わります。さらに埼玉県川越市という地域に広がり、日本全国に広がり、地球上に広がり、そして宇宙まで届くのです。

ですからよい場に身を置くというのは、自分の周りで生命のエネルギーが高まっていて、生命場がいい状態にあるということです。

生命のエネルギーが高い人が身近にいてくれたらいいですね。

それは、人間に限らないかもしれません。ペットを愛する人にとっては、猫ちゃんやワンちゃんの生命のエネルギーが、身の回りの生命場を高めることにつながるはずです。

歳をとると、生命のエネルギーが衰退しがちです。そういう時は、できるだけ生命場が高まっているところに身を置くようにしましょう。それもナイス・エイジングの方法です。

22 「わからない」はいいこと

長年、医師をやってきましたが、人間の生命についてはわからないことばかりです。わかっているのは、体全体のうち足の底からせいぜいくるぶしぐらいだろうと思います。

西洋医学のように人間をバラバラに分解して、それぞれの役割を考えていくという方法であれば、わかった気になれるのですが、これでは人間をまるごととらえることになりません。それぞれの臓器が体全体の中で相互にどのように働いているかを知るには、中国医学では前提となっている気の存在が必要になってきます。

つまり目に見えない生命のエネルギーの流れのようなものを考えないといけないのです。

前に書きましたが、この生命エネルギーの流れやネットワークを説明するには、生命場の考え方が必要になります。といっても、電場や磁場が目に見えないように、生命場も目に見えません。それどころか、いまだに科学的にはっきりと測定できていないのです。

しかし私は、科学の進歩によって、いずれ気や生命場の存在が証明されるようになると考えています。

冒頭に書きましたが、生命についてわかっているのは、たかだかくるぶしぐらいまでです。わからないということを前提にして生命に向き合っていかないと、何もできなくなってしまいます。科学的証明を求めるよりは、目の前で展開される現象を素直に認めていくべきだと思っています。

わからないということを前提にすると、身の回りに起こる不思議な出来事も受け入れられます。人生も後半になるまで生きてくると、誰でもいくつか不思議な体験をするのではないでしょうか。私にもそういう経験があります。

一つは1994年8月に米国アリゾナ砂漠のホピ族を訪ねたときのことです。長老に招待されて「ホピの予言」を見せてもらいに行ったのです。予言は小さな谷に置かれた岩に刻まれていました。それを写真に撮ろうとしたのですが、シャッターがおりません。同行した人のカメラを借りてみたのですが、やはりおりないのです。その場を離れた後は、普通に撮影できました。

もう一つの不思議は96年2月、英国のスピリチュアル・ヒーリングの研修に行ったときのことです。キャンパリーという街の古めかしい館に3日間、滞在しました。

そこで、やさしい眼差しの人物が私の目の前を通り会釈しました。その人物は毎日、私に会釈してくれるのです。そのまま帰国し、本屋で人智学の本を開いたら、その人物の写真がありました。それは、ルドルフ・シュタイナーの写真だったのです。

私はそういう不思議を何かの間違いだろうと、頭から否定することはしません。あってもおかしくないと思うようにしているのです。

わからないこと、不思議なことを受け入れると、世界が広がります。是非あなたも、もっと世界を広げてみてください。

23 人生後半は「しないこと」を増やす生活を

人生も後半を過ぎると、心静かに暮らしたいと思うようになります。そのためにはどうしたらいいのか。生活の中で「しないこと」を増やしていく必要があると思います。その分だけ、ナイス・エイジングの質が高まってくるのです。

私にも、これはしないぞと、心に決めていることがいくつかあります。

まずは、テレビは朝5時ごろのNHKニュースしか見ないのです。ドラマやスポーツはもとより他の番組も、もう長年、見ていません。

そのニュースにしても、紛争、テロ、殺人事件など嘆かわしいものが多くて、見続けるのが重荷になってきています。

毎日のように殺人事件のニュースが目に入るので、最近は殺人が増えているのかと思ったら、統計上は昔より減っているのだそうです。

私の学生時代はテレビもなかったし、殺人があっても知らなかっただけかもしれません。知らぬが仏で、その方がいいですね。だから、最近は同じ朝のニュースでも、平日より時間が短い土曜日や日曜日の方が好きになってきています。

しないことの次はスマートフォン。私は絶対に手にしないことにしています。スマートフォンから溢れ出る情報量は尋常ではありません。そんなものを見て、知識と記憶を詰め込んでいったら、体が重くなって、動きが取れなくなってしまいます。

前にも書きましたが、「老子」も知識を捨てることで、自由が得られると教えています。

3番目に私が避けているのは電車です。原則として電車には乗らないようにしてから20年になります。その理由は痴漢に間違えられたら、かなわないからです（笑）。60歳を過ぎてからの方が女性の色気を愛するようになったので、万が一にでも、電車のなかで女性に触れてしまったら大変です（笑）。

また3年ほど前からは、嫌いなものは食べないということを徹底するようになりました。懐石料理や中華料理のコースでは、好きでないものも出てきます。しかしそれを食べないのでは、もったいない上に作ってくれた人に失礼な気がして、目をつぶって少しは口にするようにしていたのです。

でも、それもすっぱりやめました。私の食養生の基本である「好きなものを少し食べる」ということを貫くようにしたのです。そうしたら、体重が減って身が軽くなりました。さらに晩酌の味わいが増したので、うれしい限りです。

テレビを見ない。スマホを持たない。電車にも乗らない。嫌いなものは食べない。

こうしたことを励行するだけで、日常がずいぶんシンプルになります。まさに「老子」の、「之を損し又た損して、以て無為に至る。無為にして為さざる無し」（第四十八章）です。

これによって、ナイス・エイジングの質が高まるのは間違いありません。

24 心の余裕はこの世の真実を知るため

これまでは休むことなく頑張ってきた、だから人生の後半は余裕を持っていきたいと思っている人は多いのではないでしょうか。

とはいっても余裕を持ってナイス・エイジングしていくために、まず必要なのはお金です。これは間違いのないところでしょう。ところが、これについて私はまったく自信がないのです。病院を建て替えたときの借金をいまだに抱えていますし、私の貯金通帳はいつも底をついています。まあ、「宵越しの銭は持たぬ」というタイプなので、それでいいのですが。

そこで今回お話ししたいのは、お金を別とした心の余裕です。心に余裕を持つとは、どういうことなのでしょうか。

貝原益軒は『養生訓』のなかで「万事が十分に満たされて、何も付け加えることができなくなった状態は心配の始まりである」（巻第二の40）と説いています。さらに「古人も『酒はほろよいに飲み、花は半開を見るのがいい』といっている」と続きます。酒は十分に飲むと体を壊すし、花は十分に開くと花心がなくまもなく散ってしまうというのです。

なるほど、益軒のいう酒と花の楽しみ方には余裕があります。心に余裕がなければ、酒をとことん飲んで、花も満開こそが一番だと思ってしまうのではないでしょうか。

私が心の余裕で思い浮かべるのは、陶淵明の五言古詩です。酔って気ままに作ったという代表者の「飲酒」の第五首（後半）は次のようなものです。

采菊東籬下　悠然見南山
――東のまがきの辺りで菊を摘み取っていると、ふと遥か遠くに南山の姿が目に入る。
山氣日夕佳　飛鳥相與還
――遠くかすむ山の景色は夕暮れにいっそう美しく、飛ぶ鳥は連れ立ってねぐらに帰っていく。
此中有眞意　欲辨已忘言
――こうした情景の中にこそ、この世の真実なるものがある。それを言葉で言い表そうとしたものの、もはやその言葉を忘れてしまった（『心を癒す「漢詩」の味わい』）〈八木章好著、講談社＋α新書〉。
最後の2行がいいですね。ふとした情景にこの世の真実を感じるのは心に余裕があってこそです。

実は私も最近、「此中有眞意　欲辨已忘言」の心境になりました。

朝霧（あさぎり）高原に行く機会があり、雄大な富士山を見たのです。

中腹より少し下に薄い雲の層がかかっていました。その雲の層がやがて黄金色に輝きます。陽が沈もうとしているのです。黄金色が赤みを帯びてきました。その赤みを帯びた黄金色が頂上に向かって広がり始めました。ゆっくりとした変化ですが着実に広がっていきます。そして最後には大きな富士山全体が赤一色になりました。

「あっ。これが赤富士だ」

感動が全身を満たしました。このとき、私は自分の借金のことも忘れ（笑）、この世の真実を感じることができたのです。これこそが心の余裕ではないでしょうか。

2章

80歳から「スーパー気功人間」になろう

1 気功的人間になろう

もう20年前になりますが、『気功的人間になりませんか』(風雲舎)という本を出しました。「ガン専門医が見た理想的なライフスタイル」という副題がついています。

この本で提言したのは、「皆さん気功をやりましょう」ということではありません。もちろん、気功をやってもらってかまわないのですが、やらなくても気功的になれるのです。

気功には三つの重要な要素があります。調身、調息、調心。身を調え、息を調え、心を調えるということです。この三つを重要視するのは、ヨガや座禅でも共通しています。

三つの要素は気功を行うときに必要なことですが、日常生活においても、大事なことなのです。気功的な人は、調身、調息、調心を日々、実践しています。

まずは調身ですが、これは「上虚下実」を心がけることにつきます。

上虚下実とは上半身の力が抜けて、臍下丹田に気がみなぎっている状態。ちょっとしたことで怒って、頭に血が上ってしまってはダメです。いばっているのも、上半身に力が入りますね。肝が据わっている。腹に力がみなぎって堂々としていることが大事です。上虚下実を心がけると、自然に歩き方がリズミカルになってしっかりしてきます。

次は調息。呼主吸従（こしゅきゅうじゅう）といって、吐く息に気持ちを込めることが重要になります。とはいっても、日々の呼吸でそれを意識するのは無理です。通常は自然に吸って、自然に吐けばいいのですが、時に意識的に呼吸をしてみましょう。

そのときにいいのは、調和道丹田呼吸法の緩息（かんそく）です。椅子に浅く腰掛けて、まず伸び上がるようにして吸い、次にみぞおちを弛（ゆる）めて、上半身を骨盤に落としながら吐く。これをもう一度繰り返したあと、3度目は上半身を前傾して吐き切ります。こうした呼吸法を実践することにより、日々の呼吸もゆったりとした呼主吸従になってきます。

最後は調心。これはそう簡単ではありません。沢庵宗彭（たくあんそうぼう）和尚が『不動智神妙録（ふどうちしんみょうろく）』のなかで兵法の心として説いた「不動智」が、目指すところです。

これは心が四方八方、右左と自由に動きながら、一つのもの、一つのことに決してとらわれないことをいいます。つまり、総（すべ）てにのびのびとひろがった心です。

そのとき、心はどこにも置かれず、どこにもある状態になります。これはだれでもできるわけではありません。私自身は、毎日の晩酌でほろ酔い気分になり、心の一切を解放したときに、その境地に近づきます（笑）。

気功的人間になるには、調身、調息、調心を実践した上で、もうひとつ大事なことがあります。それは虚空を意識することです。

2 癒しとは「自らを癒す」こと

皆さんは「癒し」という言葉にどういうイメージを持っていますか。実は、癒しほど誤解されやすい言葉はないと私は思っています。

私が提唱するホリスティック医学では、癒しが中心的な役割を担っています。1987年に日本ホリスティック医学協会が設立されたときに、ホリスティック医学の定義を掲げました。そこに次の2行があります。

「自然治癒力を癒しの原点におく」
「患者が自ら癒し、治療者は援助する」

人間をまるごととらえようとするホリスティック医学では、人間を「からだ」「こころ」「いのち」の側面から、見ていきます。このうち「からだ」については、西洋医学の〈治し〉の方法が有効です、しかし、「こころ」については、西洋医学的なアプローチでは不十分。「いのち」

にいたっては、西洋医学は対象にすらしていないような状態です。この「こころ」「いのち」を中心にアプローチするのが〈癒し〉の方法なのです。

ところが癒しと言ったときに、前述した「患者が自ら癒し、治療者は援助する」といったことが忘れられがちです。

癒しという考え方を世の中に広めるにあたって、大きな功績があるのが、文化人類学者の上田紀行さんです。『覚醒のネットワーク』（89年、河出文庫）、『スリランカの悪魔祓い』（90年、講談社文庫）『癒しの時代をひらく』（97年、法蔵館）といった著書を通じて、癒しの重要性を語り続けました。

上田さんが癒しの中心に据えたのも、自然治癒力であり、自ら癒すということです。『覚醒のネットワーク』の第6章のタイトルは「私と地球の病気を癒す」というもので「『自然治癒力』を取り戻す」「からだの中の声が聞こえてくる」「『おすがり』を超え、『自分が主役』になっていく」という内容が続きます。

ところが、世の中に癒しという言葉が広がり、いわゆる「癒しブーム」が起きると、癒しが本来持っていた主体性が失われてしまいました。癒しがいつの間にか、受け身で使われるようになり、「癒し＝癒される」となってしまったのです。

私が敬愛する宗教学者の山折哲雄さんは、その風潮に警鐘を鳴らすために「『癒し』は『卑しい言葉』だ!」という論を展開し、こう言いました。

「いま『癒されたい、癒されたい』と叫んでいる人々には、あまり生命力を感じられません。(中略)本当に傷を治そうとするならば、「癒し、癒し」と叫ぶことなしに、自分の生命力を軸にして、それを治すべきでしょう」(『本当の「癒し」って何!?』共著、2000年、ビジネス社)

癒しは受け身のものではないのです。「自然治癒力を原点に、自らが癒す」ということを忘れないでください。

3 生きるのが面倒になってしまったら

「最近、生きるのが面倒になってしまって」という嘆きを患者さんから聞くことがあります。

実は私は、生きることに「かなしみ」を感じることはありますが、「面倒になる」という感覚を持ったことがありません。しかし、そのような気持ちを抱いたなら、ナイス・エイジングどころではなくなってしまいます。そういった事態を避けるにはどうすればいいのでしょう。

そんなことを考えながら、いつも行く神田神保町の書店で本をながめていると、『無気力の心理学』（中公新書）という本が目に留まりました。著者は波多野誼余夫さんと稲垣佳世子さん。

実はこの波多野さんは大学の同級生で、一緒に心理学を学んだことがあります。その後、私は医学部に進み、波多野さんは心理学の専門家になったのです。

この新書の奥付を見ると初版は1981年1月25日、2018年12月20日に34版、2020年1月25日に改版発行です。30年を超えるロングセラーなのです。

もちろん、内容がいいのでしょうが、「無気力」というテーマも長年にわたって関心を持たれているのでしょう。私自身は縁がない「生きるのが面倒になる」、つまり「無気力になる」ということが、いかに重要な問題なのかよくわかりました。

この本では無気力になるのは、無力感を持つからであり、その反対に効力感を持つことが必要だと論じています。

つまり、生きていても何もできないと感じると、生きるのが面倒になる。逆に周りや自分自身を変えられるという効力感を持つことができれば、生き生きとした気持ちに変わって、希望にあふれた生活を送れるというのです。

人生も後半になれば老化が進みます。老化とは昨日できたことが、今日はできなくなるということですから、無力感が拡大するのは当然のことです。老化と向き合いながらも、効力感を持ち続けるためには、どうしたらいいのでしょうか。

それには二つのことが必要だというのです。

一つは自律性の感覚です。つまり私が自らはじめたという感覚です。人間には自分は自分の行動の源泉でありたいという気持ちがあり、行動の主人公でありたいというのが基本的な欲求だというのです。

他人から言われてやったり、報酬のためなど見返りを求めて何かをやったりしても、効力感は得られません。何より自分はこれをやりたいと、内からの欲求で選び取ることが大事なのです。

もう一つは他者との暖かい交流です。自分がやったことを周りが認めてくれて、関心を持ち感謝してくれる。こうしたことにより、自分に存在意義を感じて、生き生きした活動を生み出すというのです。

年をとるにつれて、やりたいことがなくなったり、周りとの交流が少なくなったりしていないでしょうか。それでは効力感を持てません。

ナイス・エイジングにとって、大敵であると自覚すべきなのです。

4 マイペースを守るための心得

マイペースという言葉があります。いわゆる和製英語で、「自分にあった進度で物事を行うこと」(広辞苑)をいいます。

一般に「あの人はマイペースだ」といった場合、自分のペースで物事をこなす有能な人だという意味よりは、まわりを見ない協調性のない人だと非難するニュアンスの方が強いのではないでしょうか。

しかし、人生も後半になれば、多少、協調性がないといわれようと、気になりません。そんなことよりも、残り少なくなった自分の人生を充実させることの方が大事です。

本来、人間の体は自分のペースを守るようにできていて、それを乱さないことが重要だとも言えます。

呼吸は1分間におよそ15回のペースで繰り返され、1日には2万1600回の呼吸をしています。この呼吸は一定のペースで繰り返されるからこそ健康が保たれるのです。呼吸が乱れ出したら、体調が悪い証拠です。意識しなくても2万1600回も同じペースで呼吸を続けるのですから、人間の体のマイペースはたいしたものですね。

心臓の拍動もそうです。それがうまくできない疾患があれば、ペースメーカーを装着して、心拍を補助してあげる必要があります。

ですから、養生の上でもマイペースは大事です。貝原益軒の『養生訓』にもマイペースにつながる教えがいくつもあります。

ひとつは「過不足のない中を守る」(巻第二の42)というものです。「中を守るとは過不足のないこと」と続き「養生の道は中を守ることだ」と言い切ったうえで、「中を守るということだ」と続きます。その例として「食べるのは空腹をさける程度でよい。これが中を守るということだ」と説明しています。食事でのそういうマイペースは大事ですね。最近、会食でも遠慮なくマイペースを守って体調がいいので、よくわかります。

もうひとつは「みずからの力量を知る」(巻第二の31)という教えです。「何をするのもまず自分の力量をはかってからすべきである」と説いたうえで、「力が及ばないのに無理をすると、気がへって病気になる」といましめています。若いときには、自分の力量を超えて挑戦してみるということも必要かもしれません。しかしナイス・エイジングにとっては無用ですね。すでに様々な経験を積んだ我々は、自分の力量を踏まえて、それをマイペースの基準にすればいいのです。

中国の古典の菜根譚にもマイペースにつながる教えがあります。「忙中に閑、閑中に忙の心を」

というものです。

「天地は静かで動かないようであるが、その間にある陰陽二気のはたらきは、少しも休息することがない。（中略）だから、君子は、ひまな時にも、さしせまったときの心がまえが必要であるし、また急がしい時にも、ゆったりとしたひまな時の心のゆとりが必要である」（講談社学術文庫、中村璋八・石川力山＝訳注）

まさにこれこそがマイペースを守るための心得ではないでしょうか。

5 男性の弱さ、女性の強さとは

男性だから、女性だからと決めつけるのは好ましくないと思うのですが、日々、患者さんに接しているとやはり、男性と女性は違っているという印象を持ちます。

とくに顕著なのが、手術に対する考え方です。うちの病院には手術をするのがいやで、代替療法を求めてくる患者さんがたくさんいらっしゃいます。そういう患者さんの多くは女性なのです。

先日も50代の女性の患者さんがいらっしゃいました。左胸に乳がんがあります。いまなら手術で十分抑え込める状態です。しかし、「手術するぐらいなら死んだほうがましです」というのです。そう語る表情に一点の曇りもありません。

乳がんの手術は食道がんや膵臓（すいぞう）がんのように体の奥にあるものを切るのではないので、体に対する侵襲（しんしゅう）（負担）が小さくてすみます。手術であれば、1週間程度ですっきりできるのに、それを代替療法で抑え込もうとすると、うまくいっても年単位の日数が必要になるのです。そういうことを説明するのですが、手術が嫌な人にいくら話しても無駄なことが多いのです。先日の患者さんもやはり初志貫徹でした。

乳がんの場合、残しておくと腫瘍（しゅよう）が腫れ上がって出血したり、膿（うみ）が出てきたりすることがあります。しかし、手術を拒否した方たちはそれでも揺らぎません。平然としていらっしゃいます。そこに女性の強さを感じます。

そもそも、西洋医学は男性的な医学なのかもしれません。人間の体を臓器ごとに切り分けて治療しようというのが、西洋医学の基本的な考え方です。ですから、外科手術というのは、それぞれの部分のなかで不都合なところを取り除いてしまおうという発想から成り立っています。

親が男の子らしく、女の子らしく育てようと思わなくても、男の子は電車や車といった機械が好きです。しかもそれを分解したがります。これは男性の特性で、その男性性の延長に西洋医学もあるように思えるのです。

一方で女性は、西洋医学よりも東洋医学に親和性があるようです。私が病院で診療に中国で知った気功を取り入れたとき、集まってくれたのはほとんどが女性でした。

いまでもそれは変わりません。女性は男性に比べて〝部分〟よりも〝全体〟に目がいくのではないでしょうか。ヨガや気功で自分の体全体を深く感じることができるのは、女性のほうです。それは、人間をまるごととらえようというホリスティック医学の考え方でもあります。

さらに女性は治療に対しても我慢強いのです。抗がん剤治療の副作用に耐えることができるのは、圧倒的に女性のほうです。ところが、男性の場合は副作用に音を上げて治療をやめてしまうことが少なくありません。今回は女性賛歌の原稿になってしまいました（笑）。

6 家族団欒より年に四度盃を酌み交わすだけでいい

私が学生だったときのことですから、昭和30年頃でしょうか。大学前の本郷通りには、都電が走っていました。夜の帳（とばり）が下りてから、その都電に乗って車窓から夜の街を見るのが好きでした。

まだ住宅事情が悪い頃でしたから、線路沿いの店先に続いて居間らしき部屋があって、そこでの一家団欒の夕食風景が見えるのです。家族の語らいが聞こえてくるような気がして幸せな気持ちになりました。いい時代だったですね。

私が子どもの頃も、終戦後の食糧不足で食べるものはなかったのですが、夕食は丸い卓袱台を囲んでの一家団欒でした。父親だけが手酌で盃を傾けていました。たわいのない会話があって、ラジオから「リンゴの唄」が流れていました。

こうした家族の団欒が失われたのはいつ頃からでしょうか。

私自身が外科医の道に進んで、自分の家族を持ったにもかかわらず、一家団欒を楽しむ余裕はありませんでした。帰宅時間はいつも遅くて、重症患者さんがいれば、病院泊りも少なくありませんでした。２人の子どもとは、ゆっくり顔を合わせることがなくて、子育ては妻に任せきりのダメな父親でした。

私ほどひどくはなくても、高度成長期以降にサラリーマンを経験した人たちは同じようなものだったのではないでしょうか。一家団欒の時間を犠牲にして、仕事に打ち込んでいた人が多かったと思うのです。

さて、その人たちの人生の後半の典型的な例に先日、出会いました。退職して家にいると奥さんや子どもさんが嫌な顔をするというのです。

まあ、そうでしょうね。いままで、家団欒の時間を持つことがなかった人が、急に家族と顔を合わすようになっても、話すことがないでしょう。

私も似たようなものだったのです。時間があって家族と過ごそうと思っても、すでに家族はバラバラでした。そのうち、妻が心筋梗塞で逝き、子どもと私だけが残されました。

しかし、私は思うのです。家族がいつも一緒にいなければならないというのは幻想ではないだろうかと。夫婦でも親子でもそれぞれに人生があります。家族の一人ひとりが自分のやるべきことをやって、いのちのエネルギーを高めることで、家族全体のエネルギーが高まります。

江戸時代、人生の後半に『翁草（おきなぐさ）』という大著を書き上げた神沢杜口（かんざわとこう）は妻に先立たれ、子どもたちが同居を勧めると、「家族は時々会う方が遠き花の香りが風向きによって匂ってくるようでよいのだ」と断りました。そして、一人暮らしで膨大な著作を完成させたのです。

家族に嫌な顔をされると嘆く男性には、まずは自分自身のエネルギーを高めるべきだと助言しました。何でもいいのです。何かを始めましょう。それでエネルギーが高まります。

私自身、長男とは年に4回程度会って、盃をかわすだけですが、同居していた頃よりも、むしろ心が通じ合っている気がします。

7 「いつまでも若く美しく」は空しい

先日、いまは亡き池田晶子さんの本を読む機会がありました。池田さんのことはご存知の方も多いと思います。哲学をエッセー風に語り40冊を超える著作があります。『14歳からの哲学』（トランスビュー）というベストセラーが話題になりました。

腎臓がんのために46歳という若さで他界されたのですが、実は私が知ったのは亡くなった後のことです。どこかの記事で池田さんが、「池田は死ぬが私は死なない」という言葉を遺したというエピソードを読んだのです。死後の世界の存在を信じている私は、にわかに興味を持ち、池田さんの本を読み漁りました。

感心しましたね。死に対する考え方が素晴らしい。写真を見ると美人だし、プロフィールに「美酒佳肴を生涯の友とする」と書いてあるのも気に入りました。生前にお会いできなかったのが残念です。

で、その池田さんがナイス・エイジングについてすでに書いていたのです。

「アンチエイジング（抗老化）が盛んです。（中略）年をとるということはなぜ、さほどにま

で疎まれ、避けられるべきこととされているのでしょうか」（『死とは何か』毎日新聞出版）

こう問題提起した池田さんは、

「それなら人は、いつまでも美しく壮健であることによって、いったい何を望んでいるのか。アンチエイジングが、このことによって望んでいることはじつは何なのか」（同）

と問いかけます。そして、おそらくそれは肉体の快楽だと語り、「私は、そのような人生を、空しいものだと感じます」と言い切るのです。

さすがですね。人生とは一体何なのかということを考えていないと、年をとることがいたずらに怖くなるのです。こういうことも言っています。

「人生はそれ自体が、常に初めての経験なんですよ。だとしたら、ここで、老いることばかりが否定的に捉えられるのは変だと思いませんか。初めての経験として青春にワクワクしたように、初めての経験としての老いることに、なぜワクワクしないのか」（『人生のほんとう』トランスビュー）

いいですね。私がいつも言っている「ときめき」ということです。老いることにときめきを感じる。それこそがナイス・エイジングではないですか。

池田さんがすごいのは、さらにこう話が続くところです。

「人間は肉体と同時に精神です。肉体は必ず年をとるものですが、精神は（中略）全く年などとらないとも言える。精神がうまく年齢を重ねてゆくことができた場合、成熟するというふさわしい言い方があります。（中略）ソクラテスは言いました。『人生の目的は魂の世話をすることである』」（『死とは何か』）（前掲）

池田さんは精神の成熟を味わうことこそ、壮年期を迎えた人間の楽しみだと語ります。なるほど、ソクラテスが言うように人生の後半は魂の世話をして、その成熟を味わいましょう。

8 養生の大要諦は「大銭より日銭を稼ぐこと」

定年になった人が夫婦で30年間生活するためには、年金とは別に2千万円が必要だという話が、話題になりましたね。うーん2千万円ですか。私はそんなお金、貯めたことがないですね。貯金は病院を建てるときに使ってしまいました。ここ20年、借金は大いにあっても、預金通帳は常に薄氷です。

子どものときから、お金には執着がありませんでした。母親が商売をやっていて収入があったせいか、私がお金をねだると、嫌な顔をせずに言い値だけくれました。もらったお金はすぐ使い果たしましたが、またもらえるという気持ちがあったから安心でした。

子どものころから、お金を貯めるということがなかったのです。いわゆる「宵越しの銭は持たぬ」というやつですね。それが大人になっても続いています。

さらに、がん患者さんたちと付き合うようになって、患者さんより一歩でも死に近づこう、今日が最後と思って生きようと考えるようになりました。今日のお金が工面できれば、それでいいのです。

そこで必要になるのが、日銭を稼ぐということです。今日の晩酌に必要なお金ぐらいは稼いでおこうというわけです。

私の場合、病院で働いてもそのお金は借金の返済で消えてしまうので、もっぱら講演をしたり、原稿を書いたりして日銭を稼いでいます。

でも、この日銭を稼ぐというのが、とてもいいんですよね。貝原益軒は養生訓のなかで、「家業に励むことが養生の道」と働くことの大事さを説いていますが、まさにそうなのです。

私の中に先祖伝来の農夫の血が流れているせいか、立って働くことが大好きです。今日はよく働いたと思って飲む晩酌のビールは格別です。

60歳で定年を迎えたとしたなら、まだまだ元気です。何か日銭を稼ぐすべを考えましょう。

たくさん稼がなくていいのです。日銭ですから。

名匠ジョン・フォード監督の１９４１年の映画「わが谷は緑なりき」を観た方はいらっしゃるでしょうか。主演はウォルター・ピジョンとモーリン・オハラ。舞台は19世紀末のイギリス、南ウェールズの炭鉱町。当時21歳だったモーリン・オハラがいいですね。私が大好きな女優さんです。

いちばんの名場面は、一日炭鉱で仕事をして夕刻を迎えた男たちが家に帰るシーンです。炭鉱から出てきた順に、その日の日当をもらい、讃美歌を合唱しながら家路につくのです。おそらく、家での晩酌が頭に浮かんでいるのでしょう。こういうひとときは、本当に幸せだと思います。

年金や貯金を使って悠々自適に過ごすのも、人生80年の時代なら、よかったかもしれません。でも、１００歳までナイスに過ごすためには、それではもの足りないように思うのです。稼げるまでは稼ぐ、そのために足腰を鍛えるというのが、ナイス・エイジングの方法だと思います。

9 齢を重ねるほどに「中庸(ちゅうよう)の徳」を深める

歳をとってこそ得られるものを大事にするというのが、ナイス・エイジングのひとつの方法です。若い時にはわからなかったのに、人生の後半になって初めて腑に落ちるということがありますよね。

自分自身を振り返ってみると、「中庸の徳」というのがそのひとつです。

また酒の話になってしまうのですが、外科医だった30代は本当によく飲みました。医者としての仕事に支障をきたすことはなかったのですが、二日酔いになるのはしょっちゅうでした。病院に行っても吐き気がして、医局のソファで横になるということが、少なくなかったのです。

作家の山口瞳さんは、酒を飲むのは修行であり、酒場は品性を向上させるための道場だというようなことをおっしゃっていました。修行が足りなかった若い頃の私の飲み方は品性がなかったですね。つまり、中庸に酒を楽しむということができなかったのです。

もちろん、今は違います。飲める酒量はたいして変わっていないと思うのですが、二日酔いになるということは、まったくありません。多からず少なからずに酒を飲むことで、酒の味わいがぐっと深まりました。まさに「中庸の徳」です。

中庸といって、思い浮かべるのは儒学の四書、『論語』『孟子』『大学』『中庸』の中庸ですね。

儒学では中庸を重んじるというのは知っていたのですが、広辞苑をひいてみたら、違った話が出てきました。

「アリストテレスの徳論の中心概念。過大と過小との両極の正しい中間を知見によって定めることで、その結果、徳として卓越する。例えば勇気は怯懦と粗暴との中間であり、かつ質的に異なった徳の次元に達する」（第六版）

なんと東洋だけでなく西洋でも中庸は重んじられていたのです。中庸は中間であるが、質の異なった徳の次元であるというのがいいですね。単なる中間でなく、それ以上のものなのです。

明代の洪自誠の著作『菜根譚』（講談社学術文庫、中村璋八・石川力山＝訳注）にも、中庸についての記述があります。

「清廉潔白であるが、一方では包容力もあり、いつくしみ深いが、一方では決断力にもすぐれている。また、賢明ではあるが、人の考えを批判したりせず、正直ではあるが、他人の行為をとやかく言い過ぎない」

このような人物を中庸の徳をそなえた人だと説明しているのです。

なるほど、たいしたものです。中庸の徳を備えた人物がイメージできます。こうした徳を若い頃に身につけるのは無理でしょう。むしろ、若くしてそんなタイプは優柔不断で中途半端な人物だと思われます。

『菜根譚』はこうもいっています。

「人の心を楽しくさせるような魅惑的な事柄は（中略）ほどほどにしておけば、（徳を失わず）後に悔いることはない」

歳を重ねてこそ、ほどほどを知ることができます。その利点を生かして、是非、中庸の徳を深めましょう。

10　人生に必要なものは驚くほど少ない

病院のなかの私の部屋は2階の北側にあり、窓からは広々とした田園風景が望め、いつも目を楽しませてくれます。特に田植え前の田毎（たごと）の月と刈り入れ後の白鷺の訪れは、私のうれしい歳時記です。

室内に目を転じると、三方の壁は木棚とそこに入りきれずに積み上げられた本がひしめいています。部屋の中央にある大きな机も本や書類の山に占領され、原稿用紙を3枚ほど置けるスペースしかありません。床にはウイスキーやら焼酎やらの酒瓶が所狭しと立ち並んでいます。

こんな具合ですから、大事な書類が見つからずに、立ち往生することも、しょっちゅうです。

これも、忙しさ故を言い訳をしているのですが、何とかしなければいけないという気持ちもないわけではありません。

80歳を過ぎたのですから、旅立ちの日も決して遠くはないでしょう。少しずつでも身辺整理をしていくべきだとは、思っているのです。まだ着手はしていないのですが（笑）。

整理といえば、実は私には強い味方がいます。「断捨離」で有名なやましたひでこさんです。やましたさんとは、以前に対談をして『人生に必要なものは、じつは驚くほど少ない』（集英社）という本を出版しました。

この本には、「元気良く死に飛び込むための生き方指南」という副題までついています。80歳を過ぎてから身辺整理するためには、うってつけの本なのですが、話をしただけで実践できていないのが、お恥ずかしい限りです。

やましたさんが整理整頓でキーワードにしている断捨離は、ヨガの行法哲学「断行・捨行・離行」から来ているそうです。執着を「断」って、執着を「捨」てて、執着から「離」れ、手放すということなんですね。

これについてやましたさんは、

「身のまわりにあるモノについて一つ一つ自分との関係を問い直しながら、自分にとって不必要なモノ、ふさわしくないモノ、心地よくないモノをどんどん捨てていきます。捨てるというのは『手放す』こと」

と話しています。つまり、人間は気づかないうちに様々なものに執着してしまう。その執着を見直して、断捨離しようということなんです。

歳を取ったら、だんだん執着は薄れていくものでしょうか。必ずしもそうではないかもしれないですね。

執着をどんどん捨てていくと、「人生に必要なものは、じつは驚くほど少ない」と気づくわけです。

対談の中で最後まで残る人生に必要なものについて話がおよんで、私は「酒と本と女」をあげました。

私はモノには執着しない方なのですが、毎日の晩酌と本屋めぐりと、気が合った女性とのハグは捨てがたいですね。これは私の人生のときめきに欠かせないものなのです。

あなたが人生のときめきのために最後まで手放せないものはなんでしょうか。それを見つけるのが、断捨離ではないでしょうか。

11 いい人をやめる

もう6年前ですが、『「いい人」をやめると病気にならない』（ＳＢ新書）という本を書きました。

働きすぎたり、人間関係に悩んだり、遠慮しすぎたり、お人よしなために損な役回りを押し付けられたりする「いい人」。こういう人たちはストレスから逃れるにはどうしたらいいかを解説しました。

つまりは、いい人であるのをやめて、ちょっとワルい人になろうということです。気ままで楽天的、自由奔放。道徳的に見ると不真面目なところもあるけれど、気にしない。仕事だけではなくて、趣味や遊びを大いに楽しむといった生き方をしてみましょうということです。

いい人であるか、そうでないかは、その人の性格によるので変えられないという見方もあります。しかし、私はいい人かどうかは年齢も関係すると思います。

「いい歳なんだから」という言葉がありますよね。その言葉には、若い時は多少無茶苦茶でも、歳をとったらしっかりしなさい、つまりいい人になりなさいという意味が込められています。

年配になって、わがままで頑固者になり、周りに嫌われるケースもあるでしょうが、それよりは周りを気にして嫌われない「いい年寄り」になろうとしている人が多いのではないでしょうか。そういう人は、ストレスを増加させることになります。

歳をとると、いい人になる傾向があるということを体の仕組みで説明したのが、免疫学者の安保徹先生です。

彼の著書『人がガンになるたった2つの条件』（講談社＋α文庫）に詳しいのですが、細胞内でエネルギーを生み出す仕組みは二つあります。

一つは解糖系です。これは食べ物から得られる栄養素（糖質）をエネルギーに変換するシステムで、そのエネルギーの特徴は瞬発力。即効性はあるが量は少ないのです。

もう一つはミトコンドリア系です。食べ物の栄養素（糖質、脂質、蛋白質）に加えて酸素や日光なども利用するシステムで、そのエネルギーの特徴は持久力。即効性はないが作られるエネルギーの量は多いのです。

この二つは20歳から50歳代では1対1の比率で働いて調和しています。このころが人生の最盛期です。60歳代からは老年期を迎えると、ミトコンドリア系の働きが主体になっていきます。瞬発力ではなく持久力の世界に入っていくのです。

これを自律神経の面から見れば、瞬発力は交感神経（興奮）の働きであり、持久力は副交感神経（平静）の働きです。つまり、歳をとると興奮よりも平静が中心になっていくのです。これは「いい人」になっていくということですね。

しかし、人生のときめきという意味では、解糖系のふるまいも必要です。ミトコンドリア系ばかりに傾くのではなく、時には興奮してみる。つまり、いい人をやめる。これがナイス・エイジングの方法ではないでしょうか。

12 友を大事にするのがナイス・エイジング

ナイス・エイジングに欠かせない存在というのは、友ではないでしょうか。

それを感じさせるのは正岡子規の晩年です。

竹植ゑて　朋有り　遠方より来る

という論語の一説をとった句を子規は詠んでいますが、交友関係が彼の人生に与えた彩りには計り知れないものがあります。

子規が死の前年から死の直前まで綴った病床日録『仰臥漫録（ぎょうがまんろく）』を読むと、そのことが伝わってきます。彼が病に伏せっていた東京・根岸の侘（わび）住まいには、毎日のように入れ替わり立ち替わり朋友たちが訪れています。

それも、決して病気見舞いという雰囲気ではないのです。文学談議に花を咲かせたり、酒を酌み交わしたり、要するに子規との交遊を楽しむためにやってくるのです。

俳句の弟子にあたる高浜虚子は言うに及ばず、小説家の佐藤紅緑や歌人の伊藤左千夫とじつに多士済済。

ある日、俳人の河東碧梧桐があらわれました。食卓には松茸ご飯と酒。子規は「もう少しすると虚子が来ることになっているので、それを待って三人で一杯」と提案して一句。

虚子を待つ　松茸鮓や　酒二合

とても命旦夕（めいたんせき）に迫る人の句には思えません。

子規は若くして肺結核を患い、その後結核菌が脊髄を冒し脊髄カリエスを発症しました。そのため、34歳で亡くなるまでの3年間は寝たきりの状態でした。『仰臥漫録』はその頃の日録です。

背中や臀部に穴があいて、膿が流れ出る状態で、その痛みは並大抵のものではありませんでした。

「繃帯（ほうたい）取替の際左腸骨辺の痛み耐へがたく号泣また号泣困難を窮む」

「この日始めて腹部の穴を見て驚く　穴といふは小き穴と思ひしにがらんどなり　心持悪くなりて泣く」

という記述が『仰臥漫録』にあります。

こうした大変な苦痛を麻痺剤でごまかしながら、随筆や俳句の著作を続けたのですから、その精神力に感服します。日々、訪れる朋友たちが、時には折れそうになる子規の心を支えたのでしょう。

この『仰臥漫録』に子規の親友だった夏目漱石は登場しません。この時期、漱石はロンドンに留学中だったのです。

漱石虚子来る

漱石が来て　虚子が来て　大三十日（おおみそか）

漱石来るべき約あり

梅活けて　君待つ菴（いおり）の　大三十日

というのは、それ以前の句です。いずれも私が大好きな句です。

子規は亡くなる10カ月ほど前にロンドンの漱石に手紙を書いています。

「僕ハトテモ君ニ再会スルコトハ出来ヌト思ウ。万一出来タトシテモソノ時ハ話モ出来ナクナッテルデアロー。実ハ僕ハ生キテイルノガ苦シイノダ」

虚子からの手紙で子規の死を知ったロンドンの漱石は俳句を5句詠みました。

そのうちの一句。

手向くべき　線香もなくて　暮れの秋

13 がんになった竹馬の友の「向こうで会おう」

竹馬の友という言葉があります。今の子は竹馬で遊んだりしないでしょうが、私の時代では、実際に竹馬で一緒に遊んだ幼馴染がいます。

そんな竹馬の友「てっちゃん」と再会することになりました。

二人は隣り合わせの家に生まれました。太平洋戦争が勃発して間もない1942年に一緒に小学校に入学、戦中戦後を共に過ごしました。高校は私が都立高校に進んで映画少年を決め込めば、てっちゃんは市立商業高校の柔道部で勇名をとどろかせました。

私は大学の医学部に進み医師を目指し、てっちゃんは製薬会社に就職。その後の接点はありませんでした。ただ友人を通じて、製薬会社で工場長までのぼりつめたという彼の消息を耳にしていました。

もう数年前になりますが、そのてっちゃんが、突然、私の前に現れたのです。彼は肺がんを患い、あらゆる治療法をもってしても進行が止められず、緩和ケアをすすめられて私のところに来たのです。

そんな状態なのに、てっちゃんに暗さはまったくありません。2週間ごとの受診にきっちりやってきます。医師と患者の関係になりましたが、竹馬の友というのはありがたいですね。長い間、付き合いがなかったのに、あっという間に昔の間柄に戻りました。

2、3回来院したところで、てっちゃんが

「どうです。旧交をあたためるために、一杯といきますか」

と言ってきました。緩和ケアの患者さんと一杯というのは、医師としてどうかともいえますが、同じ酒好きの私としてみれば、これこそナイス・エイジングという思いです。

地元では有名な割烹料理店に月に1回のペースで足を運ぶことになりました。肝臓も痛めているてっちゃんの飲みっぷりは決してよくありませんが、楽しくて仕方がないという風情です。時には共通の友人やわが病院の看護師さんも加わって盛り上がります。積年の無沙汰を解消すべく、「てっちゃん」「良ちゃん」と打ち解けて杯を傾けました。

しかし、病気の方は確実に少しずつ進行し、酸素ボンベ付きの酒席となりました。

それでも、てっちゃんの笑顔は相変わらずです。少しの翳（かげ）りも見られませんでした。

てっちゃんの自分の病気との向き合い方には感心しました。私はがんと闘う患者を戦友だと思っています。まして竹馬の友が戦友になったのですから、ことさらの思いでした。

酸素ボンベが必要になってから1年ほどたった年の暮れに、呼吸苦が高じて、てっちゃんは緊急入院しました。

しかし、彼の気概は少しも衰えていません。病室のベッドに落ち着くや否や、「良ちゃん！悪いけど、俺、先に行くからな。いずれまた、向こうで会おう」

それから数日して、てっちゃんは旅立ちました。わが竹馬の友、てっちゃんの逝き方は見事でした。

14 「縁起」は未来を見せてくれる

縁起がいいとか、悪いとか言います。縁起って一体何なのでしょうか。一般には吉凶の前兆のような意味で使われますね。でも、縁起の考え方は元はと言えば、仏教から来ているのです。仏教学の世界的権威である故・中村元博士はこう解説しています。

「縁起というのは、縁って起こる、つまりいかなるものも孤立して存在しているのではない、お互いに影響しあって成立しているというのです」

「感覚器官を通して（中略）何らかの像に構成しているというのが、我々の精神作用の構造でございましょう。けれどもその奥には、目に見えない関係・因果の連鎖というものがあるわけです」（いずれも『温かなこころ　東洋の理想』春秋社）

この道理について華厳宗の経典では「芥子須弥を容る」というのだそうです。

つまり芥子粒のような小さいものの中に、須弥山といった途方もなく大きい山が入っているといわけです。

「目に見えなくとも、個々の存在が偉大な宇宙を内に秘めているということになりますし、遠い過去も、はるか彼方なる未来も、個人の存在の中に凝集していると言うことができるわけです」（同）

中村博士の解説はさすがに核心をついています。私たちが目で観て、感じている世界はほんの一部だけなのです。私たちの一挙手一投足は、その一部の動きに従っているのにすぎません。

縁起が一般に吉凶の前兆の意味で使われるのは、未来をも内包しているという道理から来ているのでしょう。

この考え方は、私にはとてもしっくりします。それは私が提唱するホリスティック医学にも通じるものだからです。

以前にも生命場について書きましたが、ホリスティック医学では自然界を場の階層でとらえます。

人間という階層の下には、臓器、細胞、遺伝子、分子、原子、素粒子があり、上には地域社会、自然界、地球、宇宙、虚空などがあります。そして、上の階層は下の階層を超えて含むという原理が働いています。

従来の医学ががん治療でなかなか成果を上げられないのは、臓器レベルの治療法が主体になっているからです。がんは人間の階層からアプローチする必要があります。

つまり、人間をまるごととらえなければいけないのです。

最近、私は人間をまるごととらえるだけでは足りないと考えるようになってきました。本当は素粒子から虚空まですべての階層を視野に収めていないといけないのです。

つまりそれは、「芥子須弥を容る」ということです。人間の存在を縁起でとらえるという仏教の道理は、ホリスティック医学にも必要な考え方です。

人生も後半になれば、自分がひとりの力だけで生きていると考える人はいなくなっていると思います。孤立した個人はありえないのです。縁起を大事にすることこそ、ナイス・エイジングな生き方だと思います。

15 今日の日は未来のために大事にする

「雨の朝巴里に死す」という映画を観たことがあるでしょうか。1955年の日本公開ですから、私の年代より上でないと、劇場では観てないと思います。当代一の美貌を誇ったエリザベス・テーラーの主演です。彼女は映画の中で恋人に向け、こういう科白(せりふ)を語ります。

「いろいろ楽しいことをして愉快にやり、毎日をこれが最後の日だっていうふうにして暮らしたいわ」

この科白について、映画評論家の淀川長治さんは、「舞台はドイツ軍から解放されて歓喜にひたるパリの街。(中略)ちょっと聞くと『いまが楽しければ、あとは野となれ山となれ』みたいな刹那的な言葉に思えるかもしれません。けれども、それまで戦争で死と背中合わせの暮らしをしていたという背景を考えれば、いかに彼女が生きていることの嬉しさを実感しているかがわかるでしょう」（『生死半半』幻冬舎文庫）

そうなのです。死を身近に感じれば感じるほど、今日生きていることの喜びが深くなります。今日一日がかけがえのないものになるのです。日々、がん患者さんと付き合っていると、それを感じざるを得ません。

私の病院のスローガンは「今日より良い明日を」です。今日一日、生きてることができた、その喜びを明日につなげたいという思いを込めています。

長年、がん治療に携わってきましたが、がんほどミステリアスなものはありません。がん治療の経過については「明日のことはわからない」というのが、実感なのです。ですから、まずは今日一日をしっかり過ごして、それよりも少しでも良い明日を目指すしかないのです。

西郷隆盛が好んだ佐藤一斎の言志四録には「達人の見解」と題された次のような一文があります。

「人の一生の間に出会うところは、道路にたとうれば、険しい処もあり、平坦な処もあり、また水路にたとうれば、穏やかな流れもあり、逆巻く大波もある。こういうことは命運の自然で、どうしても免れることの出来ないことである。則ち易に説かれた道理である。それであるから、人は自分の居る処に安んじ、これを楽しめばよい。もしこれ趨（はし）り避けようとするのは、決して達人の見解ではない」（『言志四録（一）言志後録』川上正光全訳注、講談社学術文庫）

そうなのです、一日一日は、わが一生のうちにただ一回だけのかけがえのない一日なのです。それが穏やかであろうと、逆巻いていようと、その一日を受け入れ、大事にするしかありません。

私が好きな俳句に中村草田男さんが詠んだ次のような一句があります。

玫瑰（はまなす）や今も沖には未来あり

中村さんは「今」という一瞬を捉えて、この句を詠んでいます。私は今より「今日」の方が、より情趣があるように思うのです。

玫瑰や今日も沖には未来あり

今日一日に想いを込めて、こう使わせていただいています。

16 他力と自力どちらが長生きできるか

「他力」と「自力」という言葉があります。本来は宗教に関連する用語なのでしょう。

広辞苑にはこうあります。

〈他力＝他人の助力。仏・菩薩（ぼさつ）の加護の力を指す。浄土門において阿弥陀仏の本願の力をいう〉

〈自力＝自分ひとりの力。独力。自分の力で修行して悟りを得ようとすること〉

　これに伴って「他力宗」「自力宗」という言葉もあるのです。

〈他力宗＝他力によって極楽往生を求める宗門。浄土真宗・浄土宗など浄土門各宗派〉

〈自力宗＝自力修行を旨とする宗派。天台宗・真言宗・禅宗の類〉

『自力と他力』（ちくま文庫）という著書のある五木寛之さんと対談をしたときに、他力と自力、どちらが長生きできるのかという話になりました。

法然（浄土宗）＝78歳没、親鸞（浄土真宗）＝89歳没、蓮如（浄土真宗）＝84歳没、道元（曹洞宗）＝53歳没、栄西（臨済宗）＝74歳没、空海（真言宗）＝60歳没、最澄（天台宗）＝54歳没
「おい、やっぱり他力のほうがいいいな」

と五木さん。確かに他力宗と自力宗では他力宗のほうが長生きです。でも、私が好きな臨済宗の中興の祖、白隠禅師は83歳まで存命でした。

　人間の一生を考えてみると、生まれた直後は誰もが他力です。赤ん坊はひとりの力では、生きることができません。子どものときも、親があってこそですよね。それから、自力の時代が始まります。成人して若くて力にあふれている頃は、何でも自分だけの力でできるのだと思い

込みがちです。

その後、年をとりナイス・エイジングに入ったら、どうなのでしょうか。老いるということは、昨日できたことが、今日はできないということです。

そこから再び他力の世界が開けてくるのではないでしょうか。老いて死ぬという絶対的な必然から、逃れられないことをひしひしと感じる年代です。年相応に、無理をしないでやれることをやるしかありません。自力だけでずっとやっていけるとは、とても思えなくなるのです。

しかし、その時に他力だけに流れてしまってはいけないと私は思っています。それは、私が提唱する〝攻めの養生〟に反しています。

攻めの養生では、生命のエネルギーを日々、高め続けて、死ぬ日に最高に持っていくのです。生命のエネルギーを高めるには、生命を躍動させなければいけません。その躍動はこころのときめきから生まれます。こころをときめかせるのは、まさに自力です。

自力によって、生命のエネルギーを高め続け、最後は死の世界、つまり虚空に身をゆだねるのです。つまり最後は、自力と他力が一体になります。

3章

病(やまい)には必ず心の処方箋を携える

1 自分をほめてあげよう

ナイス・エイジングでは老いに抵抗するのではなく、よりよく老いることを目指します。といっても、老いるというのは、昨日できたことが今日はできなくなることですから、自分はダメになっていくというマイナス思考に陥りがちです。それをプラス思考に転じる必要があります。そのためには、どうすればいいのでしょうか。

先日、対談した一般社団法人開華GPE代表理事、村松大輔さんに面白い方法を教えてもらいました。

村松さんの著書『「自分発振」で願いをかなえる方法』(サンマーク出版)に詳しいのですが、「自分ほめ日記」を作るのです。

村松さんは東大工学部を卒業して父が経営する金属製造業の会社に就職したのですが、社員との関係がうまくいかなかったこともあり、勤続13年を超えたところで、うつ病になってしまいました。その頃は、「どうなってもいい」「傷ついても苦しんでもいい」という自虐や自己否定の気持ちが強まっていたそうです。このマイナス思考を、「自分ほめ日記」をつけることで回復させることができたというのです。

方法は簡単です。毎日、自分が今日やったことをほめる日記を書くのです。ただ、いくつかのコツがあります。

①夜寝る前に書く

寝る前に書くことによって、その内容を脳に直接、浸透させることができるといいます。潜在意識に自分をほめたことがインプットされるのです。

②どんな小さなことでもいいので、必ず3～5個考えて書く

毎日、続けていると、すぐに五つくらい思いつくようになるそうです。最初のうちは、お昼に一度考えてメモしておくとかします。

③出来事＋形容詞で短い一文を作る

形容詞は自分をほめる言葉を選ぶようにします。例えば、「玄関で靴をそろえたわたし、えらいよね」「食器を流し台まで運んだわたし、いいお母さんだね」「洋服をちゃんと洗濯機に入れたわたし、いい夫だね」といった具合です。

④当たり前だと思ってやっていることを「すごい」に変える

普通にやっている当たり前のことをほめてもいいのです。例えば、「今日は朝、歯磨きができた、わたしすごい」「今日は昼、時間どおりにごはんを食べた。わたし、すごい」といった感じです。そんなことは当たり前だと思わずに、大いにほめてください。当たり前のことができるというのは、素晴らしいことです。

⑤人に対してしたことを「すごい」に変える

例えば、「朝、散歩で会ったひとに、『おはよう』が言えた、わたしあいさつができてすごい」「あの人にイヤミを言われて悲しかったけど、引きずらなかった、わたし頑張ってすごい」。こう書いているだけで、気分がよくなりますね。

私自身はほめ日記を書いていませんが、毎日の晩酌がわたしにとって、自分をほめる時間です。「一日、仕事を頑張って、ビールがうまい、わたしえらい」

2 笑えばホントに免疫力が上がる

コロナ騒ぎで世の中が暗くなっているような気がします。マスクをして街を歩いている人たちの表情が明るくないのです。ウイルス感染の不安を抱えながら、日々を過ごしているのですから無理もないことです。

しかし、本当はこういう時だからこそ、にこやかに笑顔で過ごした方がいいのです。それは、笑顔だと免疫力が高まるという説があるからです。暗い顔のまま過ごしていると、免疫力が落ちて、感染しやすくなってしまうというわけです。

この笑いと免疫力の関係を昔から研究しているのが、伊丹仁朗先生（すばるクリニック院長）です。先生とは古い付き合いになります。がんを予防し、克服する生きがい療法を提唱されていて、がん患者さんとモンブラン登山に出かけて話題になったこともあります。

私も分担執筆した近著『がんを自力で消し去る最強食』（主婦の友社）に、笑いと免疫力についての原稿を書いていらっしゃいました。タイトルは「笑うだけ、笑顔を作るだけで免疫力が高まり、がんなどの病気を予防できる」です。

ここで紹介されているのは以下のような実験です。20〜62歳のボランティアの方19人に3時間にわたって漫才や喜劇を見せて大いに笑ってもらい、その直前と直後に採血して免疫力の違いを調べたのです。

まず「NK活性」です。NK活性とは、がん細胞を攻撃して破壊することのできるNK細胞の働きの強さのことをいいます。笑う前にNK活性が正常範囲より低かった5人は笑うことで、正常範囲かそれ以上に上昇しました。正常範囲にあった5人のうち4人も上昇。正常範囲より上の残りの人は、上がったり下がったりでした。いずれにしろ、笑いにはＮＫ活性を増強する作用があることがわかりました。

次に「ＣＤ４／８比」です。ＣＤ４／８比は、免疫力を増強する細胞（ヘルパーT細胞）の比率です。免疫力は低いとウイルスなどに負けてしまいますが、一方で高すぎるとこう膠げん原病やリウマチなどを引き起こします。ですから免疫力を増強する細胞と抑える細胞でバランスをとる必要があり、ＣＤ４／８比が正常範囲であることが大事になります。

実験では、笑いの前と後で、この比率が低かった人は上昇し、高かった人は下がって、すべての人が正常範囲に近づいたのです。

さらにもう一つ、面白い実験をしています。６人の学生に表情だけの笑顔を2時間続けてもらい、前後で免疫力を調べたのです。その結果、笑顔をつくるだけでもＮＫ細胞の働きが活発になったというのです。

「作り笑い」でも効果があるというのは、いいですね。私の患者さんで、笑えない日は鏡と向かいあって、作り笑いをしているという方がいます。それを何回も繰り返していると、自分の顔がおかしくなってきて、本当に腹の底から笑ってしまうというのです（笑）。

ウイルスが不安になったら、鏡と向き合って、大いに笑いましょう。

3 心柔(やわ)らかい人は寿命も長い

喜怒哀楽というように怒りは基本的な感情のひとつです。ですから、怒るのは人間にとって、自然なことだとも言えます。でも怒っている人を見るのは、気分がよくないですね。

私は映画が大好きで、特にジョン・フォード、ヘンリー・フォンダといった人たちによる映画は欠かさず観ています。ところがジョン・フォード監督、ヘンリー・フォンダ主演の「怒りの葡萄」だけは見ていないんです。名作だと言われていますが、「怒り」は観たくないんですね。

年をとることによって、穏やかになる人と怒りっぽくなる人がいるようですが、せっかく年をとるなら、穏やかになる法を選びたいものです。

そういう私は、あまり怒らない方です。外科医だった40代に看護師さんたちに、「ほとけのおびつ」と呼ばれていましたから。

でも、10年ぐらい前に一度、怒ってしまったことがあるんです。外から自分の病院に電話をかけたら、それに出た新入社員の応対が悪くて、怒りがわいてきてしまったのです。

久しぶりに怒ったら、内心忸怩(じくじ)たるものがありました。怒っている人を見るのもよくないけど、自分が怒るとさらに気分が悪いですね。怒りの感情はやはり体にプラスになりません。

怒らないということで感服したのが、太極拳の恩師、楊名時先生です。先生が亡くなるまで、何度も酒を酌み交わし、膨大な時間をお付き合いさせていただきましたが、一瞬たりとも先生の怒った顔を見たことがありません。怒りだけでなく、不安、恐れ、悲しみ、嫉妬、嫌悪といったネガティブな感情がまったく顔を見せないのです。

この比類なきやさしさはどこから来るのか。いくら考えてもわかりませんでした。ところが先生が逝かれて14年。先生の古い著書が復刻されることになり、いま一度目を通してみて、理由がわかった気がしました。

その著書『太極拳のゆとり　柔らかく静かに』(新星出版社)は「人生哲学」という章があります。太極拳の稽古の要点を示す語句や中国のことわざを先生が選び、人生哲学に結びつけて解説しているのです。

「虚心使人進歩」

謙虚は人を進歩させる。

「驕傲使人落後」

うぬぼれは人を落伍させる。

「以和為貴」

和をもって貴しとなす。

「説話和気」

言葉づかいはおだやかに。

「謙虚謹慎」

謙虚で慎み深く。

「戒驕戒躁」

おごりやあせりを戒める。

こうした言葉が並びます。先生の人柄をしのばせる言葉ばかりです。

そして最後の一文はこうあります。

「ゆっくりとした中で、かたさがない、しかも、敏捷さを含む太極拳は、同時に他人と仲よくやっていける柔軟さも身につけることができる。柔らかいものは寿命が長いのである」

楊名時先生は太極拳を深く愛するがゆえに、「太極拳のゆとり　柔らかく静かに」を人生においても体現されていたのです。

4 「怒らない」の心得

ナイス・エイジングにとっての大敵は、怒ることです。

怒りによって血圧が上昇して脳出血のリスクが高まります。心臓の冠動脈が収縮して、狭心症や心筋梗塞のリスクも高まります。また自律神経のうち、交感神経の働きが、いやが上にも高まり、副交感神経とのバランスが大きく崩れることになります。

貝原益軒の『養生訓』にも怒ってはならないという教えが再三、登場します。こんな具合です。

「老(おい)ては気すくなし。気をへらす事をいむべし。第一、いかるべからず」（巻第八の7）

しかし、最近の世の中の動きをみていると怒りたくなりますね。私はまず怒らない方なのですが、つい怒りを感じそうになる時があります。

そういう時のひとつの対応はすでに書きましたが、諦めることです。諦めは心を平静にします。

そして、もうひとつの対応は許すことです。許すとは元来、固く締められていたものを「ゆるくする」という意味だそうです。同義語として、寛恕(かんじょ)、宥恕(ゆうじょ)があります。ひろいこころでゆるす、寛大なこころでゆるすことで、どちらも字を見ているだけでほのぼのとした気持ちになりますね。

『養生訓』ではこのように説いています。

「過ぎ去たる人の過を、とがむべからず。我が過を、しきりに悔ゆべからず。人の無礼なる横逆を、いかりうらむべからず。是皆、老人養生の道なり。又、老人の徳行のつつしみなり」（巻第八の６）

　ここでは「人の過」と「我が過」について語られています。つまり、他人の過ちだけではなく、自分の過ちも許せということです。

　一方で、江戸時代の儒学者、佐藤一斎の『言志四録』にはこうあります。

「自分を責めることの厳しい人は、人を責めることもきびしい。他人を思いやることの寛容な人は、自分を思いやることも寛容である。これらは皆、厳なれば厳、寛なれば寛と、一方に偏していることは免れない。立派な人間である君子は、自らを責めること厳で、他人を責めること寛である」（川上正光訳注、講談社学術文庫）

　つまり、自分よりも他人をより一層、許すようにしろということですね。

　中国明代の洪自誠による人生指南の書『菜根譚』にはこうあります。

「人が世の中を生きてゆく時には、自分から一歩をゆずることがよりすぐれた道である。この一歩をゆずることが、それがそのまま一歩を進める根本となるのである。人を遇する時には、完全なことを求めないで、九分ぐらいに止めて、あとの一分は寛大にして見過ごすようにするのがよいことである」（中村璋八・石川力山訳注、講談社学術文庫）

他人に対しては寛大であることが、ひいては自分にとってもプラスになるというわけです。許すこころを持つというのは、ナイス・エイジングにとって、とても大事な柱ではないでしょうか。

5 病気は治すより治ったら何をするかだ

がん患者さんが語り合う会でのことです。末期がんでギリギリのところまでいって生還した患者さんが、ご自身の体験を話してくれました。そのなかで彼はこう言うのです。

「先生のあのひと言で私の人生は変わりました」

ところが本当に申し訳ないことに、私は何を話したのか覚えていません。私にとっては普通のひと言だったのかもしれません。

彼によると私はこう質問したのだそうです。

「ところで、がんが治って何をするのですか」

それを聞いてはっとしたと言います。

「そのときは、そんなことはまるで考えてもいませんでした。とにかく、がんを治すことで頭がいっぱいだったのです」

がんと診断されると、ほとんどの人は「どうやって治すか」に一生懸命になります。手術、抗がん剤はどうするか、再発を防止するにはどうしたらいいかなどなど、治すことを目標に設定して、それに翻弄(ほんろう)されます。しかし、治すことばかりに目がいってしまうと、思考の範囲が狭くなってしまい、「今のままの治療法で本当にいいのだろうか」などと治療への不安ばかりが募ってしまいます。

治すということをゴールにするのでなく、もう一つ先に希望を見いだすことが大事です。治療が終わったら、こうしよう、ああしようということをイメージするのです。そういう自分の姿を思い浮かべることができれば、私がいつも自然治癒力にとって大事だと強調している「心のときめき」を生み出す余裕も生まれてきます。

そういう意味から、「がんが治って何をするのですか」という質問をしたのだと思います。

彼は私の質問を受け止めて、これまでの人生を振り返ったそうです。

「それまではビジネスの成功ばかりを考えていました。あとはゴルフばかりやって遊んでいましたが、もし命が続いたなら、少しは世の中の役に立つことをしたいと、そのとき、思いました」

そして末期がんからの生還を果たした彼は、様々な慈善活動を始めました。

「皆さんに喜ばれることがこんなにもうれしいとは思ってもいませんでした。今、がんになる前以上に、充実した毎日を送っています」

彼はこのように自分の体験を締めくくりました。

もう一つ先に希望を持つというのは、死ぬことについても言えると私は考えています。

死は究極のゴールだと思う人が少なくないでしょうが、私はそう考えません。死んだあとにも、もう一つ世界があるのではないかと思うのです。それは、誰も証明してくれませんが、どうせわからないなら、そう思った方が希望を持てていいのです。

死んだその先にはいったい、どのような世界があるのだろうか、先に逝った人とまた一杯やろうなどと考えれば楽しくなります。死ばかりを見つめすぎると、死が怖くなってしまうのです、是非、どんな場合でも、もう一つ先の希望を見つけてください。

6 体を知ること、心を知ることが養生

「サレルノ養生訓」という書をご存じでしょうか。サレルノというのは、古代ギリシャの人たちが植民してつくったとされるイタリア南部の都市。別名「ヒポクラテスの町」とも呼ばれていました。

聖地エルサレムの巡礼の中継点としてにぎわったこの都市に、中世になってヨーロッパ最古といわれる医科大学が設立されました。サレルノは6〜10世紀にはすでに、古代ギリシャの〝医聖〟ヒポクラテスの伝統を引き継ぐ医学の拠点となっていたようです。

その辺りのことは『「サレルノ養生訓」とヒポクラテス―医療の原点』（大槻真一郎著、澤本亙監修、コスモス・ライブラリー）に詳しいのですが、この医科大学のテキストの一つとしてサレルノ養生訓が生まれました。当初は400行足らずのラテン語の詩でできていましたが、数百年にわたってヨーロッパでベストセラーとなり、行数も3千から5千行へ膨らんだそうです。医学者や聖職者向けに書かれたものではなく、一般の人びとに向けた養生の書です。

例えば第18章には「健康でありたいと思うなら、手をよく洗うこと」と書いてあります。「病原菌」という概念がない時代だったのに、手洗いは重要だったんですね。このほか、日常生活に即した内容が続くのですが、多くは食養生についてです。「夜に大食すると、胃にはこの上ない苦痛がおそってくる。小食であるなら、夜の眠りも軽快であろう」（第4章）といった具合で、小食を勧めるところは貝原益軒の『養生訓』と一致しています。

お酒についても貝原と同様で好意的です。「あなたがワインをたくさん飲んで調子が悪い時、翌朝は迎え酒をすると体に良い。ワインは良質のものであればそれだけ体液も良くなる(後略)」(第12章)といったうれしい限りの内容です(笑)

前出の『「サレルノ養生訓」とヒポクラテス』によると、この養生訓にはヒポクラテス全集のさまざまな箇所がちりばめられているといいます。つまり、この養生訓の根幹にあるのはヒポクラテスの医学哲学なのです。この哲学には三つのキーワードがあります。知ること(Science)、良心(Conscience)、魂の浄化です。

Scienceとは体系化された知識としての科学であり、対象とするのは〝体〟です。一方、Conscienceは意識や感情の領域。ですから対象は〝心〟になります。このScienceとConscienceを統合し深めた上で、魂の浄化をめざすというのが、ヒポクラテスの医学です。

西洋医学の源流であるヒポクラテスは、私が提唱するホリスティック医学と同様に人間をまるごととらえていたのです。これが変わったのは17世紀以降。「生気論=自然治癒力」が退けられ、人を部分に分けて実証的にとらえることが西洋医学の主流になってしまいました。この流れを見直す時代に入っているのではと私は思っています。

7 人間を人間としてみない医学がいいのか

今回のコロナ騒ぎでは、医学の無力さを思い知らされました。確かに医学は患者さんの重症化をくい止め、死者を減らすことに貢献したかもしれません。しかし、それ以前に甚大な経済的損失を社会に与えざるを得なかったことを考えると、ウイルスに対して力が及ばなかったと言わざるを得ません。

死者を減らすことはできても、社会を守ることはできなかったのです。本来、西洋医学が得意とする感染症の分野でこの有り様ですから、残念な限りです。

ただ、医学の力はその程度なのだと知ることも大事なのかもしれません。現在の医学の主流である西洋医学は目覚ましい発展をしているように見えて、実はそれほどでもないのです。

私が提唱するホリスティック医学では、人間を三つの要素でとらえます。体（BODY）、心（MIND）、命（SPIRIT）です。体と心はわかりやすいと思います。命は生命力の根源のようなものです。

『癒す心、治る力』（角川文庫ソフィア）の著者として知られる統合医療の第一人者、アンドルー・ワイル博士は、現在の西洋医学について「体についてはそれなりの成果をあげているが、心についてはリップサービス程度、命に関してはまったくの手つかずだ」と語っています。まさにその通りだと思います。

体については、確かに医学の進歩とともに多くのことがわかってきました。すべての臓器の機能が明らかにされ、損傷の程度が数値化されることで、治療効果が評価できるようになりました。それによって、客観的で再現性のある治療ができるようになったのです。

治療薬についても、より合理的に病状に合わせて適量を用いることができます。けれども、その薬剤のほとんどは化学合成品であるだけに、副作用が少なからずあらわれます。

私が専門とするがんの分野では、抗がん剤の副作用に辟易（へきえき）とします。もとより、抗がん剤はがん細胞とともに正常細胞も攻撃してしまうものですから、副作用が前提なのです。嘔吐（おうと）のために食べる楽しみを奪われる、頭髪が抜ける、肌がかさかさになる、倦怠感（けんたいかん）にさいなまれるなどします。

私は長年、医療に携わってきて「医療とは、患者さんがたとえ病の中にあろうとも、人間としての尊厳を保ち続けるのをサポートするのが本分。治したり癒やしたりするのは方便にすぎない」と考えるようになりました。しかし西洋医学には、いまだに人間の尊厳を引き裂くような治療法が存在しているのです。

外科手術もそうです。最近は安全性が高まりましたが、いくら治療のためとはいえ、全身を切り刻むのはいかがなものでしょうか。私も昔は外科医で、それに全力を傾けていたのですが……。

抗がん剤にしろ、外科手術にしろ、ずいぶん乱暴な治療法で、いつかは廃れるべきものだと思います。進歩しているように見えて西洋医学はまだまだ発展途上なのです。それを踏まえた上で、適切な治療法を選んでいくことが大切です。

8 ホメオパシーの科学で解けない謎

『まだ科学では解けない13の謎』（草思社）という本があります。英国の科学ジャーナリスト、マイケル・ブルックス氏が現在の科学では説明ができない13の事柄を取り上げて、解説しています。ブルックス氏は「理にかなわない事象こそが、理にかなわないがゆえに重要なのだ」と語り、そこから世紀の大発見が生まれるのだと説きます。

その最終章で取り上げられているのが、「ホメオパシー」です。「明らかに不合理なのになぜ世界じゅうで普及しているのか?」というサブタイトルがついています。

ホメオパシーはドイツ人の医師、サミュエル・ハーネマン(1755~1843)によって体系化された治療法です。原料は自然界の物質で70%が植物。これをアルコール溶液で希釈して、仁丹の大きさほどのピルに吹き付けます。これを口内で溶かして、口腔粘膜から吸収させるというものです。

ところが、問題になるのが希釈の度合いです。原料をどんどん希釈して、1分子も入っていないレベルにしてしまうのです。当然のことながら、「1分子も入っていない液になぜ効果があるのだ」という疑問が上がります。つまり、現在のところ、ホメオパシーの効果は科学的に説明できないのです。

ホメオパシーが日本以上に普及しているヨーロッパでは、ホメオパシーを巡る論争が盛んに行われました。前述の著書に詳しいのですが、世界的に権威がある学術雑誌「ネイチャー」や医学雑誌「ランセット」もホメオパシーに関する論文を取り上げています。

日本でも、ホメオパシーが問題になったことがあります。しかし、残念なことに日本では科学論争というより、ホメオパシーを断罪するというものでした。きっかけは2009年に起きた乳児の死亡事件です。ビタミンK欠乏症の生後2カ月の女児がビタミンK2シロップを与えられないことで死亡しました。助産師がホメオパシーの錠剤をシロップの代わりにしていたというのです。この事件は親が助産師を訴える訴訟になりました。

私はがんの患者さんにホメオパシーを処方しています。その有効性は20年の経験を踏まえて実感しています。ですから医師、歯科医師、薬剤師を会員とする日本ホメオパシー医学会もつくりました。現在は無理でも、将来にはホメオパシーの原理が科学的に解明されることを願っています。

私は「理にかなわない事象」であっても、それが患者さんのためになるなら利用すべきだと考えています。ただし、それは西洋医学、東洋医学、様々な代替療法を踏まえた上でのことです。ビタミンK欠乏症などは西洋医学が最も得意とする分野です。しっかりとした医学知識を持たずにホメオパシーを振り回すことは戒めなければいけません。

9 がんを止めるといわれるエクソソームの考え方

「エクソソーム（Exosome）」という単語を耳にしたことがあるでしょうか。エクソソームは細胞から放出される泡のようなものです。直径が1万分の1ミリほどの大きさです。このごく小さな泡の存在が最近、注目されています。

国立がん研究センター研究所でこの分野の研究をしてきた落合孝広さん（現在は東京医科大学教授）の著書『「がん」は止められる　指令物質をコントロールする医療革命』（KAWADE夢新書）に詳しいのですが、このエクソソームを制御することによって、がんのやっかいなふるまいである〝転移〟を制圧することができるというのです。

エクソソームは「細胞から放たれ、細胞どうし、臓器どうしで会話するメカニズムを担う物質」（同書）だということがわかってきました。つまり、人間の体の中で、細胞や臓器は個別に動いているのではなく、エクソソームを介してお互いに情報を交換して、ネットワーク化されているというのです。

がんの転移においては、まず転移先の組織に向けて、エクソソームが放出されます。転移先に着地したエクソソームは、そこで〝メッセージカード〟であるマイクロRNAを発動させ、がん細胞が定着しやすい環境をあらかじめ作ります。そして、後からやってくるがん細胞を誘導してこれを受け入れるというわけです。

ですからメッセージ役のエクソソームを阻止すれば、がんの転移を抑えることができると考えられています。実際、マウスでエクソソームの分泌を止めると転移しなくなったといいますから、期待できます。

この臓器と臓器の関係性に着目するエクソソームの発想は、実は私が提唱するホリスティック医学につながるものです。

これまでも述べてきましたが、西洋医学は臓器別に病気を治療することにはた長けていますが、病気になった臓器とそれ以外の細胞、臓器との関係にはあまり着目しようとしません。ところが、一方で、東洋医学では臓器と臓器の関係性を重視します。「気」や「経絡」という概念を用いて、臓器間のネットワークを解明しようとするのです。その部分で、人間をまるごととらえようというホリスティック医学に相通じるところがあります。

臓器と臓器がネットワーク化されているというエクソソームの考え方は、西洋医学にとって画期的なものと言えるのではないでしょうか。

がん治療の面から言えば、がん細胞を直接、ターゲットにしていないところに利点があります。化学療法などのように、がん細胞と同時に正常細胞を攻撃してしまうということがないですし、がん細胞に耐性を持たせてしまう恐れもありません。

今後のエクソソーム研究の発展に大いに注目したいと思っています。

10 直観から始まる医学もある

医学と医療はときに混同されます。しかし、両者は明らかに違っています。医学は病と闘うための〝武器〟ですから、医学の進歩とは武器の能力を高めることです。ただ、武器の能力が向上するだけでは、病には勝てません。それをいかに使うかというところが大事なのです。それを含めた戦い方が医療です。医学が個々の〝戦術〟であれば、医療は全体的な〝戦略〟であるとも言えます。

医師は医学という戦術を身につけていなければなりませんが、それ以上に病に対する戦略を持つ必要があります。そして、そのときのすぐれた戦略は直観によって生まれるのだと私は思っています。

『戦略は直観に従う』（ウィリアム・ダガン著、杉本希子・津田夏樹翻訳、東洋経済新報社）という本があります。コロンビア大学ＭＢＡの講義を書籍化したもので、このなかでダガン博士は人類史上にみられる様々な発見・功績に共通する原動力は「戦略的直観」であると述べています。戦略的直観の成功例として挙げられているのは、コペルニクスの地動説、ナポレオンのヨーロッパ征服、仏陀（ぶつだ）の悟り、ビル・ゲイツ（マイクロソフト）の成功などです。
「戦略的直観は、漠然とした予感や本能的な直観のような『単なる直観』とは一線を画す。単なる直観とは感情の一形態であり、思考ではなく感覚である。戦略的な直観はその正反対の概念で、感覚ではなく思考なのだ」（同書）と博士は指摘します。そしてその「明確で傑出した思考をもたらす突然のひらめきが、人々の脳裏にある霧を晴らす」というのです。

こうした直観、ひらめきはいかにして得られるのでしょうか。博士は「戦略とは、無から創造されるものではなく、また過去の成功例の単純なコピーも通用しない。戦略とは、過去の成功例の『創造的な組合せ』によってもたらされるのだ」と話しています。

そして、軍事戦略家のクラウヴィッツ（１７８０～１８３１）が『戦争論』で語っている方法が有効だというのです。それは以下のような４段階で成り立っています。

①歴史の先例　②平常心　③ひらめき　④意志の力

まず歴史の先例をしっかり頭に入れます。いったん頭に入れたら、それにとらわれずに平常心に戻ります。この平常心とは江戸時代の沢庵和尚が説いた不動智のようなものでしょう。つまり、四方八方、右左と自由に動きながらも、決して一つの物、一つの事にとらわれない心です。不動智が得られたら、いずれひらめきが生まれます。そしてそのひらめきを意思の力で実行に移します。

この戦略的直観は医師が医療を行う場合だけでなく、患者さんにも必要です。自分の治療法を選ぶのには直観が必要です。みなさんも戦略的直観を磨いてください。

11 だから体を解剖しても病は見つからない

西洋医学と東洋医学は同じ医学でありながら、大きく違っています。

西洋医学は、まずは〝体〟に目を向けます。ですから医学部の学生にとって解剖実習はとても大事なのです。臓器を切り分けて、それぞれの部分の役割を明らかにすることで、西洋医学は始まります。そのため、解剖しても見つからないものに対しては、関心を示しません。

一方で、東洋医学にとって欠かせない概念である〝気〟はいくら解剖しても見つかりません。経絡や経穴といったものも、血管や神経のように目に見えるものではないのです。

私は人間をまるごととらえようとしたときに、必要なのが「生命場」という考え方だと思っています。生命に直結するエネルギーのようなものが、体内に分布していて、電磁場や重力場と同様に生命場を形成しているという見方です。体内の臓器や様々な部分が生命としての秩序を保てるのは、この生命場のおかげです。

そして、このエネルギーのようなものを、東洋医学では気という概念で説明します。西洋医学が体だけを対象にしているのに対し、東洋医学は生命そのものに迫ろうとしているのです。つまり、東洋医学の方がより本質的な医学だと言えます。将来は東洋医学が西洋医学を超えて、医学の主流になるはずです。

ただ、いまだにこのエネルギーのようなもの（気）が何なのか、解明されていません。科学的な方法によって、客観性と再現性をもって説明することができないのです。これが東洋医学の弱点です。

これは診断と治療についても言えます。東洋医学では診断を「弁証」といいます。証とは、生命場の歪みのベクトルだと考えていいと思います。生命場がどちらの方向にどれだけ歪んでいるかを識別するのが弁証です。

患者さんの顔色などを観察したり（望診）、声やおなかの音を聞いたり（聞診）、質問をしたり（問診）、脈をとったり体に触れたり（切診）して、弁証を行います。その結果、気が不足している気虚、血が不足している血虚、気の流れが悪い気滞、血の流れが滞っている瘀血（おけつ）といった歪み（不調）が明らかになります。これに対して、漢方薬を処方するのです。

鍼灸（しんきゅう）の場合は、生命場の情報ネットワークである経絡・経穴の状態を診断して、鍼や灸を用いて経絡・経穴に刺激を与えることでその歪みを治療します。

いずれの場合も大まかな診断基準はあるにしても、西洋医学のように数値化されていません。すべては医師の経験と直観のたまもの賜物です。だから同じ患者さんを診たときに、大まかな基本的な診断は一致しても、その先は異なった処方になってしまうことが日常茶飯事です。つまり、客観性と再現性に難があるのです。しかし、その処方がピタリとはまると目覚ましい治療効果を見ることができます。

私は将来、科学の進歩によって生命場が解明され、東洋医学は本来の医学として花開くことになると信じています。

12 体と心より命に向き合う医療

私が提唱するホリスティック医学では、人間をまるごととらえるときに、体、心、命の側面からとらえます。つまり体への、心への、命への医療を行うのがホリスティック医学の本分なのです。

体と心はわかりやすいと思います。それでは命とは何なのでしょうか。

生命科学者の清水博先生（東京大学名誉教授）は『生命を捉えなおす』（中公新書）のなかで「生命とは（生物学的）秩序を自己形成する能力である」と語っています。同様のことは、ノーベル賞を受賞した理論物理学者のシュレーディンガーも『生命とは何か』（岩波文庫）のなかで、無秩序の度合いを示す「エントロピー」というキーワードを使って説明しています。生物は放っておけば、秩序が崩壊する〝エントロピー増大の方向〟に進んでしまうが、そのエントロピーを減少させて秩序を保つのが生命だというのです。

いずれにしろ人が生きていく根源の部分に命の存在があって、体、心だけではなく、それに向き合うことが本当の医療だといえます。命に対する医療は、死にゆく人たちに対しても重要です。

僧医という言葉を聞いたことがあるでしょうか。僧侶であり医師である人のことで、私の病院にいたことがある対本宗訓（つしもとそうくん）さんはまさにその僧医です。

対本さんは臨済宗の官長の職にあるときに医学部に入り直し、医師になりました。「周死期学」の樹立を提唱しています。周産期が出産を中心にすえているとしたら、周死期は死が中心です。

対本さんは、そもそも仏教は生老病死（しょうろうびょうし）の苦しみから人々を救うところに原点があったと言います。その生老病死が凝縮している場所は病院。しかし、僧衣では病院に入ることができない。だから、医師になって白衣をまとって生老病死の現場に入ろうとしました。あくまで生老病死の苦しみから人々を救うという僧侶の使命が基本にあります。

　ですから対本さんにとって、医療が命に向き合うものであるのは当然のことなのです。

「現代西洋医学は、患者さんの救命には全力を尽くしますが、死にゆくプロセス、死んだあとの〈いのち〉の行方についてはほとんど無関心です。科学的な検証ができないためですが、本来はそこまで踏み込んでいかなければ、死の本質、ひいては〈いのち〉の本質は見えてこないのではないでしょうか」（『人生の最期に求めるものは　僧衣と白衣のはざま狭間で見えてきたこと』佼成出版社）と対本さんは語ります。

　人はどうやって死んでいくのか、死んだらどうなるのか、死の過程で心身に何が起こっているのか、死に行く仕組みを検討したいというのです。

　対本さんを最期まで命に寄り添う医療を目指しています。それは僧医でなくても、すべての医師が求められることです。

4章

「心をいつもやわらかく」も養生のうち

1 見えないストレス

最近、周りに不機嫌な人が増えていませんか。ちょっとしたことで怒ってしまったり、イライラしたり。それはみんなが、コロナのせいでストレスを抱えるようになっているからだと思います。

ストレスは「圧迫」とか「緊張」とかを意味する言葉で、医学的には生体内のゆが歪みの状態をあらわしています。体の外から加えられる有害因子（作因）と、それによって生じる防衛反応の両方をストレスというのです。昔は作因をストレッサー、反応をストレスと呼んでいましたが、いまは両方ともストレスです。

この有害因子、つまりストレスの原因は、はっきりしているものと、そうでないものがあります。災害や事故、家族間の不和（ケンカ）などは、わかりやすいですね。それによって、不安やイライラ、気分の落ち込み、不眠といったストレス反応が起きた場合、本人も周りの人もストレスのせいだと判断できます。

ところが、原因がはっきりしない「見えないストレス」もあるのです。世の中全体が最近、コロナに対する不安に怯えている状態は見えないストレスを引き起こしているのではないでしょうか。コロナによる生活様式の変化も十分にストレスになるのです。

ストレスという概念はカナダの生理学者ハンス・セリエ（１９０７～82）が提唱しました。ストレスに伴う心身の機能変化を下垂体・副腎系の反応を軸に説明したのです。この下垂体が副腎皮質を刺激し、ホルモンが分泌される反応には三つのステージがあります。

最初の反応は警告反応期。次は抵抗期。この段階では抵抗力が強まり安定した状態になります。そして疲憊期。ストレスが長く続くと、生体の能力が疲れ切って適応力を失ってしまうのです。抵抗期の段階でストレスの解消を図ればいいのですが、見えないストレスの場合は知らないうちにストレスを蓄積させて、疲憊期にいたってしまう恐れがあります。

最近、不機嫌になりがちで、イライラしてしまうというようなことがあったら、見えないストレスを疑ってください。そのときには、何か自分の心をときめかせることを見つけて、ストレスを解消する必要があります。いつもよりぜいたく贅沢な食事をする、買い物を思いっきりしてしまう、というようなことでもいいのです。

私は最近の事件や災害、紛争の多発を見るにつけ、地球全体のエネルギー（自然治癒力）が低下しているのではと危惧しています。

私たちはそういう地球でストレスにさらされて生きているのです。それに負けないためには、それぞれの人たちが自らの力で自然治癒力を高めていく必要があります。それがひいては、地球全体のエネルギーを高めていくことにもつながると思うのです。

2 眠れないときには

年をとったら眠れなくなった、という悩みをよく聞きます。特に最近はコロナのせいで家にこもって運動不足になり、夜に眠れないと感じる人が増えているのではないでしょうか。眠りをどうするかは、ナイス・エイジングにとって重要な問題だといえます。

以前、本誌で対談した作家の椎名誠さんも眠ることに苦労されたようです。世界の果てまで探検に出かける豪傑な椎名さんに、そんな悩みがあるとはお会いしてまったく気づかなかったのですが、『ぼくは眠れない』(新潮新書)という本を書いていらっしゃいます。とても面白い本で、睡眠について調べた内容が詰まっています。で、不眠の解決方法が見つかったかというと、「いろんな『不眠打開、不眠解消』などという本を自分のために読んできたが、はっきりいってただの一冊もその有効回答になったものはなかった。(中略)この一年、無駄な本をいっぱい読んでしまった」というのです。
そのうえで、こういう結論にいたります。「興奮している自分の中のエンジンをじょじょに鎮静化させ、それからそれなりの睡眠薬を考えて、眠りに入るようにしている。つまりぼくは『不眠症状』というものをくすりなどを使わず根本から正常睡眠に戻していこう、などという方針は捨てた」と。一冊の本ができるぐらい、睡眠について調べ尽くして、考察を重ねた上での結論ですから、説得力があります。そして、いさぎよさがいいですね
私のことを振り返ってみると、晩酌が終わり、入浴して床につくのが午後9時すぎ。夜半に一度目覚めて小用を済ませ、午前3時半に起床します。ずっと、寝つきのいい方だと自負してきたのですが、最近、夜半の小用のあと、眠れなくなることがあるのです。そういうときは白隠禅師の「内観の法」をすればいいと以前「養生訓」にまとめたシリーズで書きました。仰臥(ぎょうが)したまま両脚を伸ばし強く踏みそろえ、呼気にあわせて臍下丹田(せいかたんでん)、腰脚足心に気を満たしていくというものです。理論的にはこれで眠くなるはずなのですが、さにあらず、かえって頭が冴(さ)えてしまったりするんですね（笑）。ですから、これをやるのはやめました。別に午前3時半まで眠れなくてもいいと、居直ることにしています。しかし、この状態が進んで、まるで眠れなくなってきたら、椎名さんの結論にしたがって、睡眠薬を飲もうと思っています。

現在も痛風の薬を毎日2錠、高血圧の薬を毎朝夕に計3錠、飲んでいますから、薬を飲むことに抵抗がありません。

眠れないというのはストレスになります。痛いとか、眠れないとか不快なことがあれば、うまく薬を使って解決する。これもナイス・エイジングの方法だと思うのです。

3 心を柔らかくしよう

最近、自分の心が硬くなっていると感じることはありませんか。いつ終わるともわからない新型コロナのおかげで、様々に生活が制限されているのですから、なかなか心が伸びやかにならないのは当然と言えます。

しかし、いつも変わらない柔らかな心を持つというのは養生にとってとても大切なことです。貝原益軒の『養生訓』でも、心気を養うことが養生の第一歩だと述べた後で「心をやわらか和にし、気持ちを平らかにし、いかりとよく慾とをおさへ、うれひ、思ひ、をすくなくし、心をくるしめず、気をそこなはず。是心気を養う要道なり」(巻第一の9)と説いています。

柔らかい心の持ち主として、まず思い浮かべるのが、いまは亡き私の太極拳の師、楊名時先生です。先生は著書『太極拳のゆとり−柔らかく静かに』（新星出版社）で、「柔能克剛（柔能く剛を制す）」という中国の言葉を解説してこう述べています。

「宇宙に陰と陽があるように、小宇宙である人間に、動と静、虚と実、剛と柔がある」「特に人生の後半には柔らかさがたいせつで、剛に頼ると体をこわしてしまう。生活の中に、円と柔を加えなければならない」「体を無理なく円で動かし、心を虚にして心身ともに柔らかくする。心身の調和が得られれば心にゆとりが出て、感情も豊かになり、表情も円満になってくる」

楊名時先生とは何度も杯を重ねましたが、先生のおだやかで柔らかな表情が崩れるのを見たことがありません。まさに「柔らかく静かに」を実践されていました。

先生の言う「心を虚にして心身ともに柔らかくする」とは、つまり「自我を捨て去る」ということではないでしょうか。中国明代の洪自誠による人生指南の書『菜根譚』にこう書かれています。

「世間の人は、ただ自我というものがほんとうにあるということを大そう大事にしている。だから、自我の対象となるいろいろな嗜好（しこう）や煩悩が多くなってくる。古人の詩にも、『本来自我などというものがあるということはわからない、それなのにどうしてものが貴いなどということを知ることができようか』と言っている。また、『この肉身も本来我でないということがわかれば、煩悩などもどうしてこの身を侵すことができようか』と言っている。これはほんとうに真実を看破した言葉である」（中村璋八・石川力山訳注、講談社学術文庫）

ここで言われているように、すっかり自我を捨て去ることは難しいかもしれません。でも、歳を重ねると、大抵のことは「まあ、いいか」と思えるようになります。この「まあ、いいか」こそ、柔らかい心の表れではないでしょうか。心が硬くなっていると感じたら「まあ、いいか」と思ってみてください。

4 諦めるということ

世の中、思い通りにならないことが多いものです。若い頃ならば、そういうときに腹を立てたりしたのでしょうが、歳を重ねると反応が変わってきます。それは、「諦める」ということを知るようになるからではないでしょうか。

あきらめるとは、「思い切る、仕方がないと断念する」（広辞苑）ことです。このように書くと、前向きには感じられませんね。やはり、何事も諦めなかった若い頃の方が元気にあふれてよかったように見えます。しかし、ナイス・エイジングの立場からすると、歳をとって諦めることも前向きにとらえたいのです。

そこで登場するのが九鬼周造さんの『「いき」の構造』(岩波文庫)です。九鬼さんはこの本の中で諦めることを、とても前向きにとらえています。「いき」であるためには「諦める」ことが不可欠であると説明しているのです。そして「諦め」についてこう書いています。

「(諦めは)運命に対する知見に基づいて執着を離脱した無関心である。『いき』は垢抜がしていなくてはならぬ。あっさり、すっきり、瀟洒たる心持ちでなくてはならぬ。(中略)『いき』のうちの『諦め』したがって『無関心』は、世知辛い、つれない浮世の洗練を経てすっきりと垢抜した心、現実に対する独断的な執着を離れた瀟洒として未練のない恬淡無碍の心である。『野暮は揉まれて粋となる』というのはこの謂にほかならない」

なるほど、歳を重ねて諦めることを知るのは、野暮から粋になる過程でもあるのです。そう言われると、いい気分がしますね。

また、「諦念」という言葉もあります。これは「道理をさとる心」(広辞苑)です。こちらの方が深い感じがしますね。

中国明代の洪自誠が儒教の思想を中心にして、老荘、禅学の説を交えて書いた人生指南の書『菜根譚』(中村 璋八・石川力山=訳注、講談社学術文庫)には、以下のような教えがあります。

『一歩先んじようと争う小道はますますせまくなる。自分はほんの一歩だけ退いて人よりおくれて通るようにすれば、自然に退いた一歩の分だけ広く平らになって通りやすくなる』

さらにこういう教えもあります。

「物を必要以上に得たいと思う人は、黄金を分けてもらっても、玉をもらえなかったことに恨みを抱くし、（中略）富貴で大きな権力を持つ身分になりながらも、自分からこじき同然の心に甘んじているのである」

周囲への気配りに始まって、足るを知るを経て、随所に主となる境地に至るということでしょうか。

「随所に主となる」は臨済宗の開祖・臨済義玄の語録『臨済録』に出てくる言葉です。

「どんな境遇におかれても、常に自己の主体性を確立して、何ものにもとらわれず、いつも自由自在のはたらきをすること」（『佛教語大辞典』中村元、東京書籍）なのです。

そこまでいけば、ナイス・エイジングの極致だと思うのですが。

5 「病気は天の配剤」だから少し休め

かつて免疫学の第一人者、安保徹先生と対談をして風邪が話題になったことがあります。私は風邪をひきそうかなと思ったら、すぐに葛根湯を服用して、症状がはっきりする前に対処するようにしています。危ない！という予感が大事なのです。症状が明らかになってしまったら、もう葛根湯は効きません。この話をしたら、安保先生はこうおっしゃいました。

「私は風邪をひいたら、『ここのところ、忙しすぎたから、少し身体を休めなさい』という天の配剤だと思って、2〜3日ゆっくりと寝ることにしています」

病気を天の配剤ととらえる安保先生はさすがだと思いました。

病気を天の配剤として受け入れる姿勢は素晴らしいと思うのですが、風邪ならばまだしも、もっと重篤な病気の場合にもそういう気持ちになれるでしょうか。

例えば、がんが見つかったらどうでしょう。しかも、かなり進んだ状態で、手術などで治すのが難しいとしたら。そのときは何とか治したいと祈りたくなるのが、普通の気持ちだと思うのです。その病気は天の配剤かもしれないが、その天に対して、何とかしてくれと言いたくなるのが、心情だと思うのです。

ところが、心と自然治癒の関係を研究して世界的に知られるラリー・ドッシー博士は、祈りについて考察した著書『癒しのことば』（森内薫訳、春秋社）のなかで、「がんが治りますように」というような祈りは見返りを求める祈りであって本物ではないと説明しています。

ドッシー博士は、万物との一体感をもつ「祈りに満ちた心」こそが大事だというのです。

「それ（祈りに満ちた心）は、受け身にならずにしかも受容し、事態を投げ出さずにそれに対して感謝の気持ちを持つこと、すすんで謎のなかに立ち、曖昧さや未知のものに対して寛容な心を持つことだ。何が起ころうとも、たとえがんが発病しようとも、それは起こるべくして起こったのだと受け入れることだ」（同書）

つまり、どんなに重篤な病気であっても、天の配剤として受け入れる。それができるのが祈りに満ちた心だというのです。

がんの治療に長年、取り組んでくると、この祈りに満ちた心を持つ患者さんに出会うことが少なくありません。69歳だったAさんもそうでした。肺がんになり、大学病院で手術不能、余命6カ月と診断され、うちの病院に来ました。サプリメントと食事療法の指導、漢方薬の処方に加え、当時新薬だったイレッサを使って病状が回復し、ゴルフが出来るほどになりました。しばらくたって、症状がまた悪化しました。入院を勧めましたが、

「いやぁ、このまま自然にいくことにしました。余命6カ月が2年半ももったのですから、感謝しています。もう一度、桜の花を見たい気もしますが、欲ですね」

こう言って、穏やかにほほ笑むのです。その笑顔を見て、この人の心は万物と一体になっているなと感じました。

6 人が「人生の孤独な旅人」に気づくとき

以前にも紹介しましたが、私の愛読書に『生きるかなしみ』（ちくま文庫）という本があります。脚本家の山田太一さんが編者になり、さまざまな方の文章が集められています。最近、読み返してみて、まさにナイス・エイジングのヒントになる本だと思いました。

まず山田さんご自身が、「断念するということ」というタイトルで文章を書かれています。「大切なのは可能性に次々と挑戦することではなく、心の持ちようなのではあるまいか？ 可能性があってもあるところで断念して心の平安を手にすることなのではないだろうか？」

こう問いかけたあと、次のように続きます。

「一個人の出来ることなど、なにほどのことがあるだろう。相当のことをなし遂げたつもりでも、そのはかなさに気づくのに、それほどの歳月を要さない」

そして、「そのように人間は、かなしい存在なのであり、せめてそのことを忘れずにいたいと思う」というのです。

山田さんは人間のはかなさ、無力を知ること、つまりは可能性を断念することで、心の平安を得ることができるとおっしゃっているのだと思います。それは生きるかなしみに向き合うことでもあります。

こういう心境に若い時になるのは無理ですね。でも、人生も後半を過ぎると、その気持ちがわかるようになってきます。生きるかなしみをかみしめることで、逆に心が自由になるようなところがあるのです。

この本には水上勉さんの「親子の絆についての断想」という文章も収録されています。そのなかで水上さんは自分が捨てた子どもに35年ぶりに再会したことを明らかにしたうえで、「人間はすべて、生まれた時から単独旅行者だ」とおっしゃっています。さらには、「云えることは誰もが孤独な旅人だということだ」とも。

まさにその通りです。人はみんな、生きるかなしみを抱えた孤独な旅人なのです。それさえわかっていれば、老いることもそんなに怖くありません。ただ、淡々と自分の道を歩んでいけばいいのです。そして、最後は虚空に向かって、力強く旅立っていくのだと私は思っています。

しかし、日常生活ではそのことを忘れがちです。だから、それを思い出すために、時折、旅情にひたることが大事になります。一人でぶらりとどこかに旅に出られればいいのですが、そんな時間がありません。

そこで私は地方に出張に出かけたときに、帰路の空港や駅のレストランで旅情にひたることにしています。お伴は生ビール2杯と焼酎のロック2杯。時間にして40分ほどです。

グラスを傾けながら、わが来し方行く末の日々に想いをめぐらしながら、83年の人生を俯瞰してみるのです。するとどうしたことか、あの日、この日の人生の一コマ一コマが、いとおしくなってきます。そして、生きるかなしみのなかから、明日への希望が漂い出してくるのです。

7 季節の移ろいを感じられたら健康

季節の変わり目ではいつも心をときめかせています。空気の匂いが変わって、そこはかとなくもののあわれを感じるのと、晩酌の友に新しい季節のものが登場したときの「おっ！」というれしさが何ともいえないのです。

例えば、初夏になって鮮やかになった木々の緑はいいですね。

渭城の朝雨軽塵を浥(うるお)し　客舎青青柳色新たなり（王維）

さらに夏といえば、鰹です。このところ、毎日のように晩酌に鰹が登場するので、うれしい限りです。

そして秋は、抜けるような青さの北京秋天が目に浮かびます。

秋深き　隣は何を　する人ぞ（芭蕉）

柿くへば　鐘が鳴るなり　法隆寺（子規）

旨いのは鮪の刺し身ですね。鮪はＤＨＡを多く含んで認知症予防のエースであることを知ると、さらにおいしさが増します。

冬。これは張継の「楓橋夜泊（ふうきょうやはく）」でしょうか。

月落ち鳥啼いて霜天に満つ　江楓漁火愁眠に対す

姑蘇城外の寒山寺　夜半の鐘声客船に到る

晩酌の友となると、生牡蠣、河豚（ふぐ）刺し、鮟鱇（あんこう）鍋、そして大根に白菜と多士済々です。

私の大のお気に入りは静岡県富士市の料亭「ふじ万」で教わった雪鍋です。大根おろしを満たした鍋に豆腐を入れて火にかける。やがて大根おろしが透明な液体になり、豆腐が踊り出したところをすく掬って酢醤油につけて食べるのです。じつに旨いうえに、体の中心から温まってきます。これがあるから、冬の晩酌は楽しみなのです。

春一番はなんといっても杜牧の「江南の春」ですね。

千里鶯啼いて緑紅に映ず　水村山郭酒旗の風
南朝四百八十寺　多少の楼台煙雨の中

春宵一刻値千金（しゅんしょういっこくあたいせんきん）という言葉があります。中国の蘇軾（そしょく）の詩「春夜」の次の一説が由来です。

春宵一刻直千金　花有清香月有陰
（春の宵は一刻千金の値打ちがある。花は清らかに香りを放ち、月はおぼろに霞んでいる）

もう30年以上も前になりますが、中国医学を学ぶようになり中国に出かけることが多くなった頃、上海の目抜き通りのレストランで滝廉太郎作曲の「花」が流れてきました。「春のうらの隅田川」で始まる曲です。この「花」の3番の歌詞は蘇軾の詩がベースになっています。窓の外には木蓮の花。滝廉太郎の曲を聴きながら、蘇軾の「春宵一刻直千金」のフレーズが浮かんできました。春の訪れをかけがえなく感じた一瞬でした。今でもそのときのことを覚えています。

日本には四季があるというのが、素晴らしいですね。その季節の移ろいを感じるのは、まさに値千金の価値があります。

年をとると、一年がたつのが早い、あっという間に時間が過ぎてしまうといいます。

しかし、季節の移ろいをじっくり味わえば、もっと日々が充実するのではないでしょうか。

8 美しい死について

仏教学者の鎌田茂雄先生に、虚室生白著の『猿法語』という本を教えてもらいました。虚室生白は江戸時代の医師だとしかわかっていないのですが、内容はなかなか深くて味わいがあります。「臨終要心の弁」という章があり、世間では、念仏を唱えながら息を引き取るものを大往生とほめるけど、本当にそうなのだろうかと問いかけています。

そして結論は、死ぬときは陰陰滅滅になろうと、泣き叫ぼうと、どんな死に方でもよいのだというのです。私はそれを読んで一理あると感じました。

一方で最近、「美しい死」という言葉に出会いました。本棚に埋もれていた『正念場』（中村雄二郎著、岩波新書）という本を先日何げなく手にしたら、その最終章のタイトルが「美しい死」だったのです。そこで中村先生は実の弟さんの死について書いています。彼は肺がんが脳転移した状態でしたが、病院での過剰な医療よりも自宅療養を選び、正月を家族と過ごして5日に亡くなります。

「なんとも見事だった。その上、絶対に過剰な高度医療は受けたくないという自分の信念と生き方を全うした〈いい死〉であり、〈美しい死〉であったと思う」（同書）

と中村先生は語ります。そして、この「美しい死」という言い方は、森亘日本医学会会長が日本医師会の創立50周年を記念して行った講演の表題であると明かすのです。

この講演には「品位ある医療の、一つの結末」というサブタイトルがついていて、全文が日本医師会雑誌（1997年11月15日号）に収録されています。森先生は、私の大学の大先輩ですが、その講演の格調の高さに感銘を受けました。

病理学者である森先生は1千例を超える病理解剖をして、適度な治療が施された後に死を迎えた遺体の内臓は「美しい」と目に映るのを知りました。病理解剖学的に「美しい遺体」とは節度のある医療の結果として生まれるのだというのです。さらにこう続きます。

「私は実は、節度のある医療とは同時に品位ある医療であると考えております。そしてこれは、単に狭い意味での医学・医療の面からみて適切であるばかりでなく、患者の人間としての尊厳が守られることにも通じるものであります」「身体の中に秘められている自然の力による治癒を側面から助けると共に、その人生の最終段階においては自らに運命づけられた自然の死を助けるのもまた、医療のもつ役割でありましょう」

森先生は「美しい死」をもたらす「品位ある医療」は、医学的力量、人間的教養、品位を持った医師によってなされるともおっしゃっています。

どんな死に方でもいいというのは達観した考え方ではありますが、医療者としては、患者さんに「美しい死」を迎えてほしいと思います。

9 いのちの本質は霊性にあり

1948年のWHO（世界保健機構）設立のもととなるWHO憲章に健康の定義が定められています。それは以下のようなものです。
「健康とは、病気でないとか、弱っていないということではなく、肉体的にも、精神的にも、そして社会的にも、すべてが満たされた状態にあることをいいます」（日本WHO協会訳）
98年にこの定義を改訂しようという動きがありました。改訂の準備段階での協議会に出席した山口昌哉さんの報告（「『霊性』ととりくみはじめたWHO」季刊仏教98年10月発行）によりますと、新しい定義として考えられたのは次のようなものでした。
「健康とは身体的精神的社会的かつ、スピリチュアル霊的に完全に一つの幸福のダイナミカルな状態を意味し、決して単なる病気や障害の不在を意味するものではない」

　つまり、これまでの定義にスピリチュアルとダイナミカルという言葉が加わったというのです。私はこの報告のコピーを見せられたとき、感動して身体が震えました。

　これまでも述べてきましたが、私が提唱するホリスティック医学では人間を「からだ」「こころ」「いのち」の側面からとらえます。

　英訳すると「BODY」「MIND」「SPIRIT」です。つまり「いのち」の本質とは霊性（スピリチュアリティー、spirituality）にあると言っていいのです。

　しかし98年当時、日本の医学界で霊性とか霊的などと言おうものなら、爪弾き（つまはじ）きにあうか、白眼視されました。ですから、WHOという国際機関で霊性について真正面から議論していると知って、心から感動したのです。

　この改定案は99年のWHO総会で審議されましたが採択にはいたりませんでした。しかし、20年の歳月が流れて、日本でも多くの医師が霊性を受け入れるようになってきています。まさに今昔の感です。

　ここで、霊性とはどういうものなのか、もう一度整理したいと思います。それには統合医学のオピニオンリーダーであるアンドルー・ワイル博士の説明を引用するのがいいでしょう。

博士は「人間は身体性・精神性・霊性という三つの要素からなっている。したがって、健康は必然的にその三要素すべてにかかわるもの」と述べた上で次のように言っています。

「霊性というと、多くの人が宗教の世界の話だと考えてしまう。しかし、霊性と宗教にははっきりとした区別がある。エネルギー、本質といった、人間存在の非身体的、非物質的な側面にかかわるもの、われわれの一部分で、生まれる前から存在し、からだが崩壊したのちも存在するもの、それが霊性だ」(『心身自在』上野圭一訳、角川文庫)

10 観音さまとのつきあい

私は宗教には、あまり関心がありません。というよりも、好きではないのです。

前回も登場した統合医学のオピニオンリーダー、アンドルー・ワイル博士はこう言っています。

「宗教は霊性を制度化しようとする。宗教の名においておこなわれていることの多くは、個人の安寧というよりは制度の永続化にかかわるものである。宗教的であろうとなかろうと、人は霊的な生活をいとなみ、霊性の健康におよぼす影響を探求することができるのだ」(『心身自在』上野圭一訳、角川文庫)

まさにその通りだと思います。ところが、その考え方と矛盾するようですが、私は長らく観音さまとつきあっています。

30年ほど前から病院の自室の棚には観音像が3体鎮座しているのです。いずれも座位で15～20チセンぐらいの丈。中国の方のお土産です。その3体の後ろには亡き家内の写真を飾っています。生前、十分なことをしてやれなかった家内も観音さまとして崇あがめることにしているのです。

自宅の机の上にも観音さまの絵が額に入って鎮座しています。やはり30年くらい前に、講談師の田辺鶴瑛さんにいただきました。左に微笑ほほえんだ観音さまの顔が描かれ、右に「きっと、うまくいく」と書かれています。

観音さまは正式には観音菩薩ぼさつと言います。菩薩とは悟りをひらくために修行中の人を言うのですが、観音菩薩はすでに悟りをひらいていながら、我々のところに降りてきて、救いを求める人たちを救済してくださるありがたい存在です。三十三身に姿を変えて、私たちを救うのですが、その威力は絶大です。法華経の第二十五章「観世音菩薩普門品」には「大火の中に突き落とされても、観音菩薩のことを忘れなければ、焼かれることはない」「大洪水にのみ込まれても、観音菩薩の名をとな称えれば、たちまち浅いところにのがれることができる」とあります。

私は朝5時ぐらいに病院に着くと、自室の観音さまの前で「延命十句観音経」を唱えます。

短いお経なので、あっという間に終わります。このお経は私が尊敬する白隠禅師が広めたものです。そこで唱えることにしたのですが、私は観音さまに願い事をしているわけではありません。白隠禅師は弟子たちに「虚空と一体になれ」と言い続けました。虚空とは私たちの霊性の源です。私たちの霊性つまり「いのち（ＳＰＩＲＩＴ）」は虚空から来て虚空に帰るのだと思います。

実は私にとって、観音さまは虚空を体現するものなのです。観音さまの前で「延命十句観音経」を唱えることで虚空とつながることができます。ワイル博士が言うように、宗教的であるかないかは問題ではありません。いずれ虚空と一体になれるのではと期待しています。

11 私の信仰心について

繰り返すようですが、私は宗教にあまり関心がありません。ところが一方で、「霊性」とか「あの世」とかについてよく語るので「帯津先生は宗教がかっているのではないか」と言われてしまうことがあります。

駿台予備校で医学部志望の学生を前に講演したときにも、そういうことがありました。真面目そうな学生さんが質問に立ち上がり、「先生の言っていることは、宗教ではありませんか」と問いただしたのです。私は一瞬たじろぎましたが、とっさにこう答えました。「いえ、私は宇宙の真理を解き明かそうとしているだけで、それは宗教ではありません。宇宙の真理を上手に翻訳した天才の思考や行動に感動し、共鳴した人々が集まって教団をつくるのが宗教です。つまり宗教の教祖は名翻訳者です。私は翻訳者になろうとは思わないし、翻訳者に対する興味もありません。私は宇宙の真理を原書で読んで、それを私が求める医療につなげたいと思っているだけなのです」。学生さんたちの前で、ずいぶん偉そうなことを言ってしまったものです。

こういう私も信仰心といったものがないわけではありません。毎朝、観音様を拝んで、大きな声で「延命十句観音経」を唱えています。

私の生家は浄土宗のお寺の門前にありました。ですからお寺の境内が遊び場だったのです。そして毎月8日の縁日には、身を正してご本尊様を拝みました。4月8日の灌仏会には庫裏に安置された釈尊像に甘茶を注ぎました。こうしたことを思い出すと当時の敬虔な気持ちが蘇ってきます。しかし、その信仰心とは神仏に対する畏怖の念ではなかったと思います。

広辞苑には「信仰」について「宗教活動の意識的側面を言い、神聖なもの（絶対者・神をも含む）に対する畏怖からよりは、親和の情から生ずると考えられ」とあります。まさに私の信仰心も親和の情なのです。それは実は、相手が仏陀(ぶっだ)であろうとイエス・キリストであろうと変わりません。

民俗学者で国文学者の折口信夫博士は、日本に仏教やキリスト教が伝来する前の「古代人」の心を探ろうとした人です。その折口博士の考え方を解説した本で次のような記述を見つけました。

「人間の知覚も思想も想像も及ばない、徹底的に異質な領域が『ある』ことを、『古代人』は知っていた。(中略)すでに死者となった者やこれから生まれてくる生命の住処(すみか)である『あの世』または『他界』もまた、世界を構成する重要な半分であることを、『古代人』たちは信じて疑わなかったのである」(『古代から来た未来人　折口信夫』中沢新一著、ちくまプリマー新書)

これは私の虚空に対する思いと同じです。私の信仰心は古代人のレベルなのかもしれません。

12 世間から離れる生き方もある

貝原益軒は『養生訓』のなかで次のように語っています。

「年老ては、わが心の楽の外、万端、心にさしはさむべからず。時にしたがひ、自(みずか)ら楽しむべし。

自ら楽むは世俗の楽に非ず。只、心にもとよりある楽を楽しみ、胸中に一物一時のわづらひなく、天地四時、山川の好景、草木の欣栄、是又、楽しむべし」（巻第八の23）

つまり、年をとったら自分の楽しみだけに専念して、ほかに気を遣うのをやめなさい、と言っているのです。さらには世俗と離れて、本来の楽しみを楽しもうとも説いています。

たとえば、天気のいい朝に、太陽の光を浴びながら、少し前であれば紅葉を眺めながら、散策するといったことです。朝の空気を吸えば、清々しい気持ちになって、いま生きていることの楽しさを実感できます。

ところが、それとまったく逆の光景を先日、目にしました。天気のいい朝に豊かな自然のなかを散策するということは同じですが、みんなマスクをして、朝の清々しい空気を直接吸うこともなく足を進めている。これまでに何度も書きましたが、外をひとりで歩く時にマスクは必要ありません。しかし、マスク姿で景色を眺めるでもなく、黙々とひとりで歩いている。その表情は硬くて楽しそうには見えません。

どうして、こうなるのでしょう。最近手にした本にその答えがありました。作家・演出家の鴻池尚史さんと評論家の佐藤直樹さんの対談をまとめた「同調圧力　日本社会はなぜ息苦しいのか」（講談社現代新書）です。

鴻池さんによれば、同調圧力とは「少数意見を持つ人、あるいは異論を唱える人に対して、暗黙のうちに周囲の多くの人と同じように行動するよう強制すること」（同書）だそうです。なるほど、外をひとりで歩くのにマスクはいらないなと思っても、周囲の人がマスクをしていたら、しておこうとなるわけです。

この同調圧力は日本が世界でもっとも強くて、だから息苦しいのだそうです。そして、日本で同調圧力が強いのは、「世間」というルールにみんなが縛られているからなのです。「世間」と「社会」とは違います。佐藤さんによると、社会とは「ばらばらの個人から成り立っていて、個人の結びつきが法律で定められているような人間関係」（同書）です。一方で世間は個人というものがはっきりしなくて、みんな一緒にやっていこうという付き合いの世界なんですね。

私はナイス・エイジングとは世間から離れていくことだと思っています。なぜなら、ひとりで虚空に旅立つ準備こそがナイス・エイジングだからです。貝原益軒が説くように、「世俗（世間）と離れて、本来の楽しみを」自由気ままに楽しんでいただきたいと思います。

13 この病院の主人公は患者さん

西洋医学一辺倒のがん治療に限界を感じ、中国医学も採り入れた医療を実現しようと埼玉・川越に「帯津三敬病院」を設立したのが1982年。それから38年がたちました。その間に医療の世界は様々に変わりました。

振り返ると、30年ほど前のがん治療の現場は殺伐としていたように思います。それを感じたのは患者さんたちの嘆きをよく聞いたからです。

「冷たく余命を宣告され、もうできることはないと言われた」というものにはじまり、「提案された化学療法を断ったら、うちの病院にはもう来ないでくれと言われた」「いまの治療に加えて、免疫療法をやってみたいと話したら、もう治療はしないと言われた」といった具合です。うちの病院には、ほかの病院で見放された患者さんが来ることが多く、そういう嘆きを数限りなく聞きました。そのたびに、医療とは患者さんに寄り添うものなのに、どうしたことだろう、医療本来の温もりはどこに行ったのだろう、と思ったものです。

しかし、30年がたって、患者さんの嘆きのトーンが少し、変わってきました。以前のように、真正面から冷たい仕打ちを受けることが少なくなってきているようです。がん治療の現場に少しは温もりが戻ってきたのかもしれません。

はっきりとした違いを感じるのが、セカンドオピニオンについてです。

セカンドオピニオンとは「よりよい治療法を見いだすために、主治医以外の医者から聞く意見」（広辞苑）のことです。

独特な医療を行っているうちの病院には昔から、セカンドオピニオンを求めてやってくる患者さんが後を絶ちません。

もちろん、主治医からすると、自分の治療方針に納得せずに、他の医師に話を聞こうというのですから、気分を害する人もいました。昔は多くの場合そうだったのです。

患者さんは紹介状を持ってくるのが普通ですが、紹介状を書いてもらえなかったり、書いてもらってもやたらと略字が多く、木で鼻を括ったような内容だったりしたのです。

ところが、最近は違います。誠意のこもった内容の紹介状ばかりなのです。それだけセカンドオピニオンが定着し、医療の主人公は医師ではなく、あくまで患者さんであることが理解されるようになったのでしょうか。

うちに来る患者さんは、手術と化学療法を勧められたが、その両方とも受けたくないという方が少なくありません。しかし、外科医だった私が診て、手術をした方がいいことも多いのです。その時は手術をしっかり勧めます。そして最後にこう付け加えます。

「主人公はあくまであなたです。最終的にはあなたが決断すればいいのです。あなたがどう決めようと、私たちはそれに従ってお手伝いします。どうぞ、ご心配なく」

14 来世と死の不安の関係を考える

ターミナルケアや死生学を専門分野にしている宗教学者のカール・ベッカーさんとは古い付き合いです。そのカールさんの教え子がうちの病院で臨床心理士として働いていたことがあります。

藤田みさおさんというとても優秀な方でした。その後、京都大学の博士課程に進学され、現在は同大ｉＰＳ細胞研究所で特定教授をされています。

その藤田さんが病院にいたときに書いた原稿が「来世を信じることは死の不安をやわらげるか――がん医療の現場から」というものでした。とても興味深いテーマです。カールさんが編者をした『生と死のケアを考える』（法藏館）という論考集に収録されています。

藤田さんは国別の死の不安の強さについて、様々な文献によって考察しています。死の不安を心理テストで数量化すると、そういう比較が可能になるのです。その結果、東南アジア人が死を最も恐れない民族であり、欧米人は中くらい、一番死を恐れるのは日本人であることがわかりました。

なぜそうなるのか。ギャラップ社が行った国際的な世論調査によると（藤田さんが原稿を書いたのが２０００年ですから、かなり古い調査です）、死後の世界を信じる人が米国で67％、豪州で43％を占めるのに対し、日本では18％しかいないのです。つまり、来世を信じない日本人は死への不安も強いと考えられます。

藤田さんによると、来世を信じることで、死が怖くなくなるという調査結果はいくつもあるとのことですが、興味深いのが臨死体験者40人へのインタビューです。臨死体験の前後で、死後の世界があると信じる人は47％から１００％に増加し、死への恐怖があるという人は78％から０％に減少したというのです。臨死体験は来世の存在の証明にはなりませんが、体験者にとっては実にリアルなものなのでしょう。

藤田さんは死の不安の内容についても踏み込んでいます。死の不安とは、自己の存在が消滅することへの恐怖感のほかに、苦痛のなかで死んでいく不安、家族や友人と別れてしまう不安、自分が死体になったり埋葬されたりする不安など様々あります。藤田さんは病院での臨床体験を踏まえて、来世を信じることで死の不安がすべてなくなるわけではないと語り、そういう実例を紹介しています。その上でこう結論づけています。

「(来世といった)目にみえないもの、科学で明らかにされていないものによって、患者だけでなく、家族や知人、医療スタッフも癒(いや)されることがある。(中略)こうしたスピリチュアリティーに対して謙虚に心を開いていくところに、終末期医療の内容を豊かにしていく可能性が秘められているのではないか」(同書)

私もまさに、その通りだと思っています。

15 病気のなかでの健康に気づいた

年をとっても健康でありたいとみんなが思います。ナイス・エイジングにとって、健康であることは重要です。しかし、その健康とは何なのかと問われると、その答えは簡単ではありません。「病気でないことが健康だ」という方がいらっしゃるかもしれませんが、私はそうは思いません。

『南山堂医学大辞典』には、健康の概念として最も有名なのは世界保健機構(WHO)の憲章の前文にあるものだと書かれています。この健康の定義については以前にも述べましたが「健康とは、病気でないとか、弱っていないということではなく、肉体的にも、精神的にも、そして社会的にも、すべてが満たされた状態にあること」（日本WHO協会訳）だというのです。この辞典ではほかに、「遺伝的に受け継いだ潜在力を、可能な限り発揮できること」（R．Dubos）という健康の概念も紹介しています。

だいぶ昔になりますが、「ホメオパシー」の第一人者として欧米で名高いジョージ・ヴィソルカス教授をギリシャまで訪ねていったことがあります。

教授は私の顔を見つめて「ドクター・オビッツは大学で『健康とは何か』ということを学びましたか」と聞くのです。日本の医学教育では、そういうことにはあまり触れません。そこで「いやあ、学んだかどうか、記憶にありません」と答えをにごしていると、教授は毅然としてこう語りました。

「私は健康について、⑴身体の健康とは苦痛からの解放（Freedom from Pain）、⑵心の健康とは情念からの解放（Freedom from passion）、⑶生命の健康とは利己主義からの解放（Freedom from Egotism）と定義しています」

私はその言葉にとても納得して帰国し、対談をすることになっていた英文学者の加島祥造さんに、そのことを話しました。加島さんは亡くなりましたが、当時、信州の伊那谷で暮らし、老子についての著作を発表していて、その風貌（ふうぼう）からも〝伊那谷の老子〟と呼ばれていました。

加島さんは話を聞いた後、少し間をおいて、こう言うのです。

「うーん。私なら［ｆｒｏｍ］ではなくて［ｉｎ］だなあ」

さすが伊那谷の老子です。つまり、「苦痛からの解放」ではなくて、「苦痛の中での解放」だというのです。

この時の加島さんの［ｆｒｏｍ］ではなくて［ｉｎ］という教えはとても重要です。それは、たとえ病のなか［ｉｎ］にあっても、からだ、こころ、いのちが解放されていれば、健康だといえることなのです。

私は医療の本分とは、患者さんが病の中にあっても、人間としての尊厳を保ち続けられるようにサポートすることだと思っています。それは病の中にあろうと、患者さんの健康は守れるということが前提なのです。

16 スピリチュアリティーとは

少し前に私は「スピリチュアリティーに対して謙虚に心を開こう」と書きました。しかし、このスピリチュアリティーとは何なのかと問われると、答えに困るところがあります。その日に見えない領域には一体、何があるのでしょうか。

ホリスティック医学では、人間を「からだ」「こころ」「いのち」という三つの要素でとらえます。この「いのち」は生命の根源になるエネルギーのことなのですが、そこに単なる生命力だけでない霊的な意味付けをすると、スピリチュアルな世界が開けてきます。

統合医学のオピニオンリーダー、アンドルー・ワイル博士は「人間は身体性・精神性・霊性という三つの要素からなっている」と言い切り、「生まれる前から存在し、からだが崩壊したのちも存在するもの、それが霊性だ」（『心身自在』上野圭一訳、角川文庫）と説明します。

つまり、「いのち（霊性）」の部分は死んでもなくならず、そこに来世への展望が生まれてくるわけです。「いのち」はなくならないということは、スピリチュアリティーにとって大事な要素だと思うのですが、もうひとつ重要なことがあると、私は思っています。

私が１９８０年に初めて訪れた中国・北京市のがんセンターに辛育令先生という肺がん手術の世界的な権威がいらっしゃいました。辛先生は鍼麻酔のリーダーでもありました。最初に鍼麻酔による開胸手術を見せてもらったときは、度肝を抜かれましたね。手術中の患者さんが私に笑顔で会釈するのですから。辛先生とのお付き合いが続き、数年後に中国で会食したときに、辛先生はこんなことをおっしゃるのです。

「いつの頃からか、手術をする患者さんが私の分身に感じられるようになった。目の前にあるのは私のからだなのです。そうなると手術が楽しくて仕方ない。そのうち、手術と関係ない道で行き交う人も、私のからだだと思えるようになってきました。人に会うのが楽しくて仕方ない」

私はとっさに思いました。「あぁ、辛先生は共通の『いのち』が見えるようになられたのだ」「いのち」は自分の「からだ」「こころ」と共にあるだけではありません。もっと広がりがあるものなのです。自分の身の回りの世界、自然界、地球全体、虚空にまで「いのち」は広がります。この「いのち」の広がりがスピリチュアリティーにとって重要です。私は自分と共にある「いのち」を「ソウル（soul）」、外に広がる「いのち」を「スピリット（spirit）」と呼んでいます。

辛先生は私より15歳年上です。15年たてば、私にも共通の「いのち」が見えてくるかと思ったのですが、30年が過ぎた今もまだ見えません。でも、あせらず待っています。

5章

80歳の身体には「免疫力」を味方に

1 身体の変化に気づく

新型コロナの感染が日本中の心配事になっています。しかも、次々に80歳代の高齢者の死亡が発表されていますから、年配の方の不安は高まっていると思います。

これは、ナイス・エイジングを進める上でも、放っておくことができない問題です。

まず、最初に言いたいのは、必要以上に不安がることはないということです。感染予防のための対策はもちろん必要です。しかし、年配の方たちは、毎年、流行して多数の死者を出すインフルエンザをこれまでも乗り切って生きてきているのです。その知恵があれば、今回だって大丈夫です。

感染予防にしても、むやみやたらに過剰にしても意味がありません。

私自身のことを言えば、毎日、多くの患者さんに会いますが、マスクはしません。それよりも、どこにウイルスが飛ぶかをイメージして、ウイルスやそれを含んだ飛沫を避ける対応をしています。マスクをつけているからと、マスクを過信してしまう方が危険です。

手洗いにしても、神経質に何度も洗うよりも、手のどの部分にウイルスが付くかを意識するようにした方がいいのです。自分の手の汚れた部分と汚れていない部分をしっかり区別して、汚れた部分で口や鼻を触らないようにします。

私は20年以上、風邪をひいたことがありません。インフルエンザにかかったこともないのです。その秘訣は自分の身体の変化に気づくということです。

年配だからこそ、若い人よりも有利な部分があります。それは、自分の身体と付き合ってきた経験が長いことです。その利点を生かして、自分の身体のわずかな変化にも耳を傾けましょう。

ウイルスが体内に入ってきたとき、それを防御できる人とできない人がいます。それは免疫力が違うからです。その免疫力の中心的な役割を担っている白血球の代表は、顆粒球とリンパ球とマクロファージです。

ウイルスが侵入すると、まずマクロファージが出動して、ウイルスに感染した細胞を食べていきます。それが第1段階の免疫です。しかし、それだけで対応できなくなると、マクロファージはリンパ球に指令を出してウイルスを捕まえる抗体を作らせます。それが第2段階の免疫です。

体がだるくて熱が出ている状態では、すでにリンパ球が活躍しています。発熱し体温を上げることでリンパ球の働きを活性化しているのです。

この免疫の仕組みを頭に入れて、マクロファージがリンパ球に指令を出すあたりで、気配を感じることが大事です。リンパ球が活躍しはじめてからでは、もう遅いのです。

免疫の第1段階で十分に身体を休めて、自分の身体の中の戦いを支援しましょう。風邪ぐらいなら、この段階で葛根湯を飲むと効果があります。

これまでの経験を駆使して自分の身体のわずかな変化に耳を傾ける。これこそがナイス・エイジングの方法です。

2 ウイルスと共存する

私が世の中に憤りを感じているのはテレビを見ているときです。嘆かわしいニュースがあまりに多いと思うのです。ですから、早朝のＮＨＫニュースを短い時間見るだけで、それ以外はテレビを見ません。

最近の新型コロナウイルスの問題についても、ちょっと騒ぎすぎではないでしょうか。

学校を一斉休校にしたり、様々な活動を自粛してしまったり。感染防止のためには仕方がないのかもしれませんが、やりすぎのところもあると思います。

日本での新型コロナウイルスの死者は100人以下（2022年4月2日時点）で、この数字をどう考えるかです。

インフルエンザでも年間3千人以上が亡くなっています。以前よりは減ったものの、年間約2万人が自殺しています。昨年の交通事故死者は3215人でした。私の専門のがんでは、毎日多くの方が亡くなっています。

実は世の中は、人が死ぬことを受け入れることで成り立っているのです。感染症の専門家は、一人でも感染者を増やさないために頑張っています。私も医者ですから、その気持ちはわかります。私も「どんながんでもあきらめない」という気持ちで日々、闘っているのです。

しかし、専門家の思うとおりには世の中は動いていません。感染防止をあまりに優先させると、経済は破綻して社会は衰退してしまいます。

ガイア理論という概念をご存知でしょうか。地球と生物が相互に関係することで自己調節機能を持ったひとつの巨大な生命体、ガイアを作り上げているという考え方です。

その見方からすると、インフルエンザウイルスや新型コロナウイルスもガイアの一員です。

ウイルスを人類の敵だと考えるのではなく、同じガイアを共有する仲間だと受け入れる。そして、棲み分けをきちんとして相手の領分を侵さない。つまり、共存できる世界を作っていく必要があります。その過程では、残念ながらある程度の死者も出るかもしれません。

人は恐怖にさらされると、自分を守ることを最優先して利己的になります。スーパーで食品などを買い占めるのは、利己的な行動そのものです。こういうときこそ、大きな視野に立ち返ることが必要ではないでしょうか。

一人ひとりが自分の流儀で、ガイアとしての地球に思いやりを持つ。そういう余裕こそが必要だと思っています。

中国の古典で、人生指南の書『菜根譚』（洪自誠著）に、こういう記述があります。

「自然にめぐってくる四季の気候が、暖かいと万物は生え育ち、寒いと枯れて死んでしまう。だから、人の心が冷やかだと、天から受ける幸福も少なく薄い。ただ心がなごやかで、熱意のある人だけが、その福徳も厚く、そのめぐみもいつまでも続く」（講談社学術文庫、中村璋八・石川力山＝訳注）

今こそ、心なごやかにに接するべきだと思っています。

3 あのBCGが感染予防に!?

コロナ騒ぎのなかでBCGに注目が集まるようになってきました。(2022年5月時点)でも記事にしていますが、BCGの接種が新型コロナウイルスの感染予防につながるのではないかという見方があるのです。

人口100万人当たりの死者数の推移が、イタリアやスペイン、フランスなど欧州諸国と米国の傾きは急なのに対して、日本や韓国、中国は緩やかです。中国は死者数の多さが注目されましたが、実は人口当たりの推移は緩やかで、現在は落ち着いていています。この違いは、結核を予防するためにBCGを接種している国と、接種していない国の違いではないかというのです。

欧州諸国や米国ではすでに結核感染の心配がなくなったとして、BCGを接種しなくなっています。日本では昔はツベルクリン反応という検査で「陰性」だと接種していました。私などには懐かしい思い出です。現在では生後1歳未満の赤ちゃんを対象に接種が義務付けられています。

このBCGは、私が専門のがん診療でも注目されたことがあります。その経緯は『新・現代免疫物語「抗体医薬」と「自然免疫」の驚異』(岸本忠三・中嶋彰著、講談社ブルーバックス)

に詳しいのですが、１９７０年から80年にかけて、世界の研究者がＢＣＧに熱い視線を送りました。「がんのＢＣＧ療法」が台頭したのです。結核患者はがんになりにくいという話が始まりです。結核菌は、がんに対する抵抗力をもたらすらしいという見当で、競って研究に乗り出したのです。

「こうした流れに注目したのは米国立衛生研究所（ＮＩＨ）。１９７３年に免疫療法のプロトコール（標準治療計画）の国際登録を始めると、世界の研究者は競うように、自ら考案したがん免疫療法をＮＩＨに登録。１５００余りに達した新療法の大部分はＢＣＧの生菌や菌体成分を使用したものだった」（同書）

確かに、がんに対するＢＣＧ療法はブームでしたね。私もその可能性に期待しなかったわけではありません。

免疫には、生まれつき備わっている「自然免疫」と病原体との戦いで身につける「獲得免疫」があります。「免疫力を高めよう」と言ったときの免疫は自然免疫の方で、ワクチンなどで得られる免疫は獲得免疫です。ＢＣＧは結核菌に対する獲得免疫をもたらすとともに、自然免疫も高めることができそうなのです。新型コロナに効果があるとすれば、その部分でしょう。

しかし、がんへの試みははっきりした延命効果を得ることができずに、ＢＣＧはがん治療の舞台からほぼ消えました。でも、膀胱がんの術後治療として、ＢＣＧを注入することは標準的に行われています。

私は、ＢＣＧはがんに対するより、新型コロナウイルスのようなウイルスに対する効果の方が期待できると思っています。

いま日本国中の人たちが不安になっています。自分はＢＣＧを接種しているという「お守り」を心の中に持つことは悪くないのではないでしょうか。

4 不安に負けない方法

コロナ騒動が起きてから、世の中の人たちの不安の度合いが高まっています。コロナは高齢者のほうが重症化しやすいですから、ナイス・エイジング世代が特に不安になるのは無理からぬことです。

そもそも、不安とは何でしょうか。哲学の世界で語られる不安は、特定の対象への恐怖ではなく、生の本質にかかわる漠とした恐れのことのようです。医学の世界では、「不安神経症」という病名がありました。現在は「パニック障害」と慢性の不安である「全般性不安障害」に二分されています。

後者は長期にわたり過剰な不安が持続し、様々な身体症状があらわれます。

このように哲学的、医学的な不安でなくても、誰でも「安心できない」「心配だ」といった気持ちを持つことがあると思います。こうした不安に負けないようにするにはどうすればいいのでしょうか。

私が専門とするがん診療の世界でも不安はつきものです。がん患者さんは治療がうまくいくか不安ですし、治療が終わっても、再発しないかという不安も持っています。

ところが、患者さんのなかで、不安を感じさせない人たちもいます。その人たちに共通するのは、何かによりどころを見つけているという点です。それは、新しい療法であったり、サプリメントであったりしますが、いずれの場合もそのベースにはがん克服への期待感があります。自分の心のなかに何か期待できるものを持つと、それが希望につながり、ひいては免疫力を高めることになるのです。

不安に負けないということで思い出すのが、「日本のマザー・テレサ」と呼ばれた佐藤初女さんの言葉です。初女さんとは年に1回はお酒を酌み交わす、いわば飲み友達でした。

彼女の著書『こころ咲かせて』（サンマーク出版）に「心を晴らす方法」という項目があり

ます。ここでは不安というより、苦しみというもっと厳しい心の状態に対して語っているのですが、不安に対しても同様だと思います。

一つ目の方法は小さな行動を起こすことです。

「私の場合、そんな小さな行動とは、食べ物をつくることです。少しずつ育み慈しみ、心をこめてていねいに調理しているうちに、いつしか静かに無心になっていきます」（同書）

二つ目は信頼できる友人に打ち明けることです。

「打ち明けるといっても、相談したり愚痴をこぼすというのではなく、自分自身で心を整理しながら話すという感じです。気持ちをすっかりわかってくれる人に聞いてもらうだけで、とても楽になるものです」（同）

そして、三つ目は初女さんならではの言葉です。

「立ち直る第一歩は、困っている人たちに奉仕することかもしれません。他の人たちを慈しむときに、人間は自分がおかれた状況を大きな目で見つめ、与えられた恵みに気づくことができるからです」（同）

初女さんの三つの言葉を心に刻んでおきたいですね。

5 「免疫力を高める」とは

コロナ騒動が起きてから、免疫力への関心が高まっています。免疫とは「疫病」から「免」れるということですから、注目されるのは当然といえます。コロナに同じように感染しても、症状が出る人と出ない人がいます。その違いは免疫力にあるのではないかというのが、気になるところではないでしょうか。

免疫に関する研究は近年、急速に進んでいて、いろいろなことがわかってきています。その一つは、「自然免疫」と「獲得免疫」の役割についてです。

これまでにも書いてきましたが、自然免疫は生まれつき備わっている仕組みです。細菌、といった外敵が体内に入ってくると、マクロファージ、樹状細胞、ナチュラルキラー細胞などが、それらに対抗して活躍します。マクロファージは「大食い」という意味を持っていて、外敵を丸呑みします。

もう一つの免疫の仕組みである獲得免疫は、外敵との戦いによって身につけていく能力で、ヘルパーT細胞、キラーT細胞、B細胞などが担当します。

西洋医学ではこの獲得免疫が注目されてきました。特定の病原体に対して、画期的な戦い方をするからです。天然痘をはじめとする各種ワクチンは、人工的に獲得免疫をもたらす方法です。それによって救われた命は計り知れません。

ただ、近年は自然免疫が見直されるようになってきています。マクロファージにしても、外敵に見境なく飛びかかるのではなく、精巧な病原センサーを何種類も備え、相手の正体を正確に把握しているのです。

そのうえで、その病原体の断片をヘルパーT細胞などに提示します。そこで獲得免疫が動き出すのです。つまり自然免疫は獲得免疫にとって、欠かすことのできない役割を担っているのです。

私たちが「免疫力を高めよう」といったときは自然免疫のこと。もともと持っている免疫の力を高めよう、ということなのです。しかも、それが獲得免疫も含めた全体の免疫力を高めることにつながるのです。

私はコロナに感染して症状が出る人と、出ない人の違いはこのへんにあるのではないかと思っています。

中医学の世界では免疫という考え方がありません。病原体（病邪）に対抗するのは「気」の働きです。気は中医学の中心的な概念ですが、日本人にはわかりにくいかもしれません。気の力が低下した状態を「気虚（ききょ）」と呼んで、それを改善させるのが『補気（ほき）』です。漢方薬でいえば、四君子湯、六君子湯、補中益気湯などがその役割をします。

中医学は4千年の歴史を通して自然免疫に注目してきました。補気とはつまり、自然免疫を高めることなのです。

免疫学の大家、故・安保徹さんは「自然の摂理に反した生き方をしていれば、免疫力が落ちてしまう」とおっしゃっていました。コロナに負けないためには、まずは自分の生き方を見直し、自然免疫を高めることが大切なのかもしれません。

6 免疫力を低下させない私のやり方

新型コロナウイルスの感染者が増えて、世の中がまた騒がしくなっています。しかし、私に言わせれば、冬になって寒くなれば、感染者が増えるのは当たり前のことです。それは気温が下がることで人の体温も低下し、免疫力が落ちてしまうからなのです。

36・5度が免疫を正常に保つのに最適な体温ですが、1度体温が下がると、免疫力は30％低下すると言われています。逆に1度上がると、免疫力が5～6倍になるとされるのですから体温は重要です。

仮にコロナウイルスを吸い込んでも、免疫力が十分ならば、自然免疫の力で発症を抑えることができます。緊急事態宣言が出て、国をあげて感染予防に取り組んでいますが、私は国をあげて人々の免疫力アップに努めた方が、よほど効果があると思っています。でも、そういうことをいう人はあまりいませんね。

体温を上げて免疫力を高めるのに、手っ取り早い方法は温かいものを食べるということです。私の大好物の湯豆腐などはいいですね。そこに熱燗（あつかん）を加えれば、万全です。1杯目に飲む生ビールの味は捨てがたいですが、何杯も飲むと体を冷やします。

また、体が冷えたと思ったらすかさず風呂に入りましょう。私は長湯が嫌いで、いわゆる〝カラスの行水〟なのですが、それでも体温は上がります、風呂好きなら、存分にお湯につかることです。

さらに、体温を上げるもう一つの方法は運動するということです。と言っても、しょっちゅうウォーキングやランニングをしているわけにはいきません。それよりも、日常的にこまめに動くことが大事です。エレベーターなどは使わずに、階段をのぼりましょう。心がければ結構、体を動かせるものです。

そして実は、免疫力を高めるのに、体温以上に重要なことがあります。それは腸内環境を整えることです。

近年腸管免疫が注目されるようになりました。免疫細胞の60％が腸管に存在しているというのです。ですから、腸内環境が悪いと、多くの免疫細胞の力を低下させてしまうことになります。

以前にも書きましたが、東京大学名誉教授の光岡知足先生が、腸内の様々な細菌は共生し、一つの生態系（腸内フローラ）をつくっていることを明らかにしました。そのなかで善玉菌が優位になると、腸内環境が向上し、免疫力も高まります。

善玉菌の代表は乳酸菌です。この乳酸菌を含む食物を大いに摂って腸内の善玉菌を増やしましょう。ヨーグルトなどの乳製品や味噌（みそ）、醤油（しょうゆ）、納豆、ぬか漬け、日本酒といった発酵食品を食べればいいのです。

体温を上げて、腸内環境を整える。この二つを実行して冬の寒さを乗り切りましょう。

7 健康強者と健康弱者

生まれつき体が丈夫、風邪をひくことも滅多にないという人がいる一方で、体が弱くて次々にいろいろな病気になってしまう人がいます。言ってみれば、前者は「健康強者」で、後者は「健康弱者」です。強者は強者の論理で自分の体をとらえますし、弱者は弱者の感覚で自分の体と向き合っています。そして「生命（いのち）を正しく養う」という養生の面からいうと、どちらが上というわけではありません。

健康強者、しかも養生を究めた人で思い浮かぶのは臨済宗の中興の祖、白隠禅師です。禅師は70歳を超えても少しの病を患うこともなく、歯も抜けず目や耳もはっきりしていて、気力は20～30歳代のときよりもはるかに勝っていたといいます。そのうえで、「内観の法」「軟酥（なんそ）の法」というすぐれた養生法を説いた法語『夜船閑話』をのこしました。

健康弱者で思い浮かべるのは、もう亡くなってしまいましたが作家の吉行淳之介さんです。吉行さんは中学時代に腸チフスで入院、20代の末から30歳にかけては肺結核で療養生活を強いられました。左肺切除の手術を受けてからは、気管支喘息にアレルギー性皮膚炎、円形脱毛症、淋病とうつ病、挙句の果てに肝臓がんと、まさに病気のオンパレードです。

この吉行さんは『淳之介養生訓』（中公文庫）というエッセー集をのこしています。その冒頭にこうあります。

「病気をしないに越したことはないが、しかし生まれてから一度も病気しない、せいぜいカゼくらいしかひいたことがないというような人物には、どこかつき合いきれぬところがある。大人になっても健康優良児風のところがあって、そこがやりきれない」

やはり健康弱者と健康強者の間には、深い溝があるようです。

吉行さんの養生はまず、疲れたと思ったら、すぐに横になってしまうことです。彼の机の傍らにはベッドが置いてあって、二行書いてはもぐり、三行書いてはもぐる。まるでモグラのようだとご自身について語っています。次なる養生は、深酒をしないことだといいます。ところが彼の深酒はウイスキーのボトル半分を超えて飲むことだというのですから、レベルが違います。さすが酒豪ですね。そして、自分は長生きできないから、ときどき死について考えたそうです。死んだらどうなるかではなく、死に方についてです。

「親兄弟や友人を呼びあつめ、大宴会を開いて歓を尽くしたあげく、『ではみなさんさようなら』と、一本注射をしてもらう。そして、その集まりを葬式の替りにする。そういう時代がきたらいいな、とおもう」（同書）。安楽死がもっと考えられてもよいという気持ちをお持ちでした。

健康強者であろうと、健康弱者であろうと、大事なことは自分の生命と向き合うことです。健康強者は強さゆえに、自分の生命を見誤ることがあります。その分、健康弱者のほうが養生には有利なのかもしれません。

8 ヒトと細菌との関係を明かした先駆者

コロナ騒ぎを経験して、ウイルスや細菌は〝人類の敵だ〟という思いを強くした人が多いのではないでしょうか。外出時にはマスクを欠かさずつけて、毎日、手をアルコールで消毒していたら、そういう気持ちになっても不思議ではありません。ところが、本当はそうとは言えないところがあるのです。

『あなたの体は9割が細菌』（アランナ・コリン著、矢野真千子訳、河出書房新社）という本にこう書かれています。

「あなたという存在には、血と肉と筋肉と骨、脳と皮膚だけでなく、細菌と菌類が含まれている。あなたの体はあなたのものである以上に、微生物のものでもあるのだ。微生物は腸管内だけで100兆個存在し、海のサンゴ礁のように生態系を作っている。およそ4000種の微生物がそれぞれの小さなニッチを開拓し、長さ1・5メートルの大腸表面を覆う襞（ひだ）に隠れるように暮らしている」

この本によると、自分の体の細胞1個につき微生物の細胞9個が乗っかっているのだといいます。つまり、「あなたの体のうち、ヒトの部分は10%しかない」（同書）というわけです。「ヒトのDNAの遺伝情報を解明しようという「ヒトゲノム・プロジェクト」が進められ、その結果、ヒト遺伝子は2万1千個程度であることがわかってきています。ところが、人の体にすむ微生物全体の遺伝子の総数は440万個になるというのです」（同書）。この遺伝子の集合体をマイクロバイオームといいます。

ヒトゲノム・プロジェクトに続いて、この微生物全体の遺伝情報を調べる「ヒトマイクロバイオーム・プロジェクト」が始まりました。というのも、マイクロバイオームが様々な疾患に関わっていることがわかってきているからです。不眠症、うつ病、パーキンソン病、動脈硬化、糖尿病、リウマチ、アトピー性皮膚炎などです。つまり微生物の440万個の遺伝子は、2万1千個のヒト遺伝子と一緒になって、私たちの体を動かしているのです。

こうした考え方の先駆けとなったのが、東京大学名誉教授、光岡知足先生の腸内細菌の研究です。光岡先生は、1950年代に腸内の様々な細菌は共生し、一つの生態系を作っているという発想で研究を本格化させました。近ごろよく聞く腸内フローラ（腸内細菌叢）というとらえ方です。

腸内細菌を善玉菌、悪玉菌、日和見菌に分けて説明したのも光岡先生です。私もお会いしたことがありますが、その研究の先駆性から、ノーベル賞をとるのではと言われていました。

その光岡先生はこうおっしゃっています。

「無菌であることが体に良いわけではないのです。近年、急増しているアトピーや花粉症などのアレルギー疾患も、菌たちを遠ざけてきた私たちの生き方によって免疫の過剰反応を引き起こされたと考えられます。今後は菌たちを遠ざけるのではなく、賢くつきあっていく知恵が必要でしょう」（『人の健康は腸内細菌で決まる！』技術評論社）

9 老化対策は、まずのどに心配りを

よりよい老化を目指すときに気を配った方がいいのが、のどの健康です。

もともとノミド（飲門）と呼んでいたものが転じてのどになったのだそうです。

漢字では「咽」または「喉」と書きます。のどには鼻から食道につながる部分の咽頭と、気官につながる部分の喉頭があります。そこで2通りの書き方があるのでしょう。つまり、食物を飲む門と、空気を飲む門の両方を持っているのです。ここがやっかいなところなのですが、

それについては、また後ほど述べます、

医学部の授業ではロークス・ミノーリス（Locus minoris resistentiae）の代表的な部分だと教わります。ロークス・ミノーリスは日本語では抵抗減弱部。微生物またはその毒素などの攻撃に対して、正常な組織や臓器よりも抵抗力が弱くなっている部分ということです。

一日のうちに飲食物がどのくらい、のどを通るのでしょうか。

呼吸となると、一日に2万回以上、空気が入ったり、出たりします。さらにタバコの煙がやってきたり、私のような酒好きの場合はビールの泡やアルコールが通過したりします。その刺激は容易なものではありません。

私たちは知らないうちに、のどを酷使しているのです。その一方でのどはロークス・ミノーリス、弱い存在なのです。ですから、ウイルスなどが侵入してくると、真っ先にやられます。これは、体全体がやられる前に、先だって被害を受けて、警告を発するという意味もあります。

そういうのどの不調に対しては敏感である必要があります。せっかく警告を発してくれても、気づかなければ意味がありません。

私はのどには細心の注意を払っています。少しでも違和感を持ったら、その場で漢方の葛根湯などを飲むようにしていています。葛根湯のエキス剤を持ち歩いていて、「あっ、来たな」と直感したら、どこで何をしていてもそれを中断して、エキス剤を飲むのです。これは、よく効きます。私はこのお陰で20年以上、風邪をひいたことがありません。

ただし、のどの痛みなど明らかな症状が出現していたら、もう遅いのです。その前の予兆をつかまえる必要があります。ですから、常にのどの違和感に〝直観〟を研ぎ澄ましておかなければなりません。

この弱い存在であるのどは、老化の影響も受けます。年をとると前述した食物を飲む門と、空気を飲む門の機能の区別があいまいになってしまうのです。

そして起きるのが誤嚥性肺炎です。食道に行くべき食べ物や唾液が気管の方に入ってしまい、それにより肺炎になってしまうのです。お年寄りの多くの方が、この誤嚥性肺炎で亡くなっています。

こうしたのどの老化を防ぐトレーニング法もあるようですが、私はもっぱら、のどをいたわることに力を注いでいます。

のどは弱い存在であることを心に刻んで、いつもこころ配りをすることが大事なのではないでしょうか。

10 高齢者はマスクにご注意を

コロナ騒ぎはやっと落ち着いてきましたが、今でも外を歩くほとんどの人がマスクをしています。この光景が私には、とても不思議です。厚生労働省によると、いわゆる〝3密〟は「換気の悪い密閉空間」「多数が集まる密集場所」「間近で会話や発声をする密接場面」のこと。戸外でまばらに歩いている限りは、３密の状態ではまったくありません。それなのに、なぜマスクをしているのでしょうか。

以前も書きましたが、私は通常、マスクをしていません。マスクを過信することの方が危険だと思っているからです。

病院で一番高齢の私がマスクをしていないことを心配する声もあるのですが、患者さんの前でマスクをするのは、私の好みではないのです。白衣も着ないようにしています。その分、診察室の換気を万全にしたり、患者さんとは距離を保って静かに話したりするなど、細心の注意を払っています。医者ですから、マスクなしでも感染予防ができて当然なのです。

ウイルスは、通常のマスクの繊維の間を簡単に通り抜けます。ですからマスクは自分を防御するためではなく、自分が感染していた場合に、相手にウイルスを含んだ飛沫を飛ばさないためにつけていると言えます。

その意味から、私も新幹線に乗るときなどは、周りの人に迷惑をかけないようにマスクをしました。でも1回目の乗車では、車両に客は3人だけ。マスクは意味なかったですね。2回目は人が多そうだったので、東京駅の改札口でマスクをかけて、そのまま乗車しました。この日はやけに暑くて、車内に入る頃にはマスクの中が熱気でムンムンしていました。一番すみの、人から離れたところに座り、列車が発車するや否やマスクをはずしました。

いやぁ、マスクをはずすと実に気持ちがいいですね。思わず深呼吸を3回ほど繰り返しました。白隠禅師が教えるところの「内観の法」です。息を吐くときに臍下丹田、腰脚足心に気をみなぎらせていくのです。

そのとき気づいたのですが、こういう呼吸はマスクをしたままではできないですね。マスクをすると、体、心、いのちを整えるための自然な呼吸ができないのではないでしょうか。それは知らないうちに免疫力の低下を引き起こします。

そもそも、マスクをはずすと気持ちよく感じるということが、マスクなしの方が免疫力が高いことを示しています。どんな療法であっても本人の気持ちがよければ、免疫力にとってプラスになるのです。

厚労省も熱中症予防の観点から「屋外で人と2メートル以上離れている時には、マスクをはずしましょう」と呼びかけています。熱中症での死亡者の約8割が65歳以上の高齢者だそうですから（厚労省調べ）、ナイス・エイジングにとって重要な問題です。

マスクをすれば安心と思い込むのではなく、マスクをするしないを、時と場合によって、各自がしっかり判断すべきです。

11 鼻出しマスクのすすめ

ここ数年の夏は暑かったですね。9月に入ってもまだ暑さが続きそうです。ところが驚いたことに、そういう暑さにもかかわらず、外を歩く人のほとんどがマスクをしたままなのです。

マスクについてはすでに書きました。そこでも紹介したように、熱中症を予防するために厚生労働省は「屋外で人と2メートル以上離れているときにはマスクをはずしましょう」と呼びかけています。

また、「3トル」を実行しようという熱中症の専門家からの提言もあります。3トルは「距離をトル。マスクをトル。水分をトル」です。ところが、みんな炎天下の屋外でもマスクをトラないんですね。なぜなんでしょう。

やはりマスクをしていると安心できるということでしょうか。しかし、マスクを過信するのは間違いです。新型コロナウイルスは通常のマスクの繊維の間を簡単に通り抜けます。ですからマスクでコロナを防御することはできないのです。

あるいは、最近は電車やお店でマスクをするように言われていますから、つけたり、はずしたりするのが面倒だということでしょうか。

しかし、私はマスクをすることのデメリットをしっかり考えるべきだと思います。熱中症になるリスクもそのひとつですが、それ以前にマスクは免疫力に悪影響を及ぼす恐れがあります。

人の体の自然治癒力や免疫力のベースになるのは呼吸です。人は平均すると1分間に約15回、1日に2万１６００回呼吸をします。この呼吸の質を高めることが養生の基本です。ですから、気功、ヨガ、瞑想（めいそう）はいずれも呼吸法を中心に据えています。

ところが、私もマスクをしてみて実感したのですが、マスクで口と鼻を覆われているとまともな呼吸ができません。マスクをはずしたときの爽快感は体がまともな呼吸を欲していたことを示しています。

それでもマスクをせざるを得ないのは、万が一、自分がコロナに感染していたときに、ウイルスを含んだ飛沫（ひまつ）を周囲にまき散らさないためです。私も周りに迷惑をかけないように状況によってマスクをします。

そのときに、私が提案したいのは鼻を出してマスクをするということです。呼吸法の基本は鼻で吸って吐くということですから、鼻がマスクの外に出ていれば、しっかりとした呼吸ができます。また、飛沫を飛ばすのは口からですから、口さえマスクで覆っておけばいいのです。マスクではウイルスを防げないのですから、鼻を出していても同じです。くしゃみをするときは鼻からも飛沫が飛びますから、マスクを引き上げましょう。

免疫力を高めるために、ぜひ〝鼻出しマスク〟を実行してください。

12 患者さんの卒業式

医者をやっていて、つくづくうれしくなる時があります。それは患者さんの〝卒業式〟です。最近も2人の方が卒業しました。

45歳の男性、左肺上葉腺がん。２０１３年6月、診断。同年9月、化学療法開始。同年同月、

本院初診、漢方薬開始。14年12月、転移性副腎腫瘍切除手術。15年2月、左肺上葉切除手術。

同年8月、化学療法を終了。この後も漢方薬を続行。

20年6月。「抗がん剤を終了して、まもなく5年です。先生、そろそろ卒業でよいでしょうか」

「ああ、いいでしょう。では卒業式を行います」

そう言って、拙書に「祝卒業」とサインして進呈します。

「ありがとうございます。こうして卒業できたのは先生のおかげです」

この言葉を聞くと、医者冥利に尽きます。

卒業式はたいてい、患者さんの申し出で行います。

85歳の男性、胃がんと食道がん。1988年8月、胃がんの手術。91年7月、食道がんの内視鏡手術。92年8月、本院初診、漢方薬を処方し続行。そして20年5月。

「先生、先生のところでお世話になってもう28年になります。そろそろ、卒業してもよろしいでしょうか」

「えっ！　28年！　そんなになりますか。いいですよ。卒業式といきましょう」

こういう患者さんは無二の親友に思えてきます。

長年、がん診療をしてきて数多くの患者さんに出会いました。どんな患者さんであっても、少しでも良くなってくれると、医者としてはうれしいものです。しかし、病を治すのは医者の力だけではありません。患者さん自らの力が大きいのです。

ですから、自分の病に向き合って日々、努力されている患者さんの姿を見るとうれしくなります。まさに、あなたと私はともに戦友だという気持ちになるのです。ただ、戦友だからといって、病に対してがむしゃらになる必要はありません。マイペースで淡々と養生に努めればいいのです。

患者さんの治療が良い結果につながらないと、医者は本当に困りますが、それ以外で患者さんに対して困った気持ちを持つことはありません。治療方針に対する考えが異なっても、患者さんが別の医者に「セカンドオピニオン」を求めることで解決できます。

あえて言えば、治療に対して偏った思い込みを持っている患者さんには、苦労します。ある治療法がいいと思い込んでいるのですが、効果はまったくあらわれません。もうその治療をやめさせたいのですが、聞く耳を持たないのです。

医療の基本は「医者と患者さんが互いに寄り添うことにある」と私は考えています。こういう思い込みの強い患者さんに寄り添うのは、なかなか大変です。とはいえ、そういうケースはごくまれです。

いろいろな患者さんがいますが、とにかく医者は患者さんが良くなってくれれば、それだけで、うれしいのです。そして患者さんが卒業式を迎えてくれれば、最高の喜びを感じます。

13 自然治癒力を強くする研究

最近、免疫力が注目されています。免疫力を高めて、コロナに負けないようにしようという人が多いからでしょう。

自然治癒力という言葉もあります。この自然治癒力と免疫力は混同されやすいのですが、実は大きく違っているのです。

風邪をひいたときに体を回復させるのは免疫力です。一方で、怪我(けが)をして傷ができたときに、元通りに回復させるのは自然治癒力です。

免疫力は外部から入って来た病原体など異物（非自己）に対して働く力なのに対して、自然治癒力は体の中で起きた不具合（例えば、傷ができるなど）を回復させる力なのです。人間の体は病原体だけでなく、様々なストレスでも不調になります。身体の秩序に歪(ゆが)みが生まれるのです。それを回復させるのは自然治癒力です。

免疫の正体については、近年、研究が進んで多くのことが明らかになってきました。抗体を作る獲得免疫より、それ以前の自然免疫の方に重要な役割があることなどがわかってきています。免疫チェックポイント阻害剤、オプジーボの発見とがん治療への応用で本庶佑（ほんじょたすく）氏がノーベル生理学・医学賞を受賞しましたが、これも免疫学の進展による成果です。

ところが、自然治癒力については、まったく解明が進んでいません。むしろ、西洋医学では自然治癒力の領域に踏み込もうとしていないかのようです。

『医学大辞典』（第20版、南山堂）で「自然治癒力」をひいてみましたが、そういう項目は見つかりません。あるのは「自然治癒性扁平上皮癌」という疾患名だけでした。

ただ、西洋医学であっても、医者であればだれもが自然治癒力の存在を知っています。外科医ががんの手術で内臓の悪い部分を切除して再びつなげたときに、しっかりつながるのは、自然治癒力があるからです。そもそも、外科とは自然治癒力を前提にして成り立っているのです。

自然治癒力という言葉はラテン語にもあります。「ｖｉｓ　ｍｅｄｉｃａｔｒｉｘ　ｎａｔｕｒａｅ」です。この自然治癒力という概念はもともと、古代ギリシャの医聖ヒポクラテスが唱えました。彼は治癒力の根源としてネイチャーなるものを想定したのです。その考えが、ローマ時代の名医ガレノスに引き継がれ、その後も西洋医学のなかで存在感を示していました。

しかし17世紀に入って、血液循環論など実証的な医学が主流になると、表舞台から消えてしまったのです。いまの医学の授業では傷がいかに治るかは教えますが、なぜ治るかについては触れません。

けれども人間の命にとって、根源的な存在である自然治癒力の正体は、いずれは解明されるべきものだと思います。

14 どこまで心配すればいいか

コロナ騒ぎが起きてわかったことがあります。世の中にはコロナのことを、とても心配する人たちと、あまり心配しない人たちがいるのです。この差は意外に大きくて、お互いの意見はかみ合わないことが多いのです。

例えば、仮の数字ですが、コロナの感染がわかった人の8割は無症状か軽症で、悪化する人は2割だと聞いたときに、心配する人は2割も悪くなってしまうと感じ、心配しない人は8割まで大丈夫なんだと感じるのです。私は、コロナについては心配しない方なのですが、いろいろと心配してしまう心配性の人たちの気持ちもわからないわけではありません。ちょっとしたことを、あれこれ心配してしまうのは人間の本性というべきで、決して悪いことではないのです。

先日、大先輩の精神科医、斎藤茂太先生の『心配ぐせをなおせばすべてが思いどおりになる』（ゴマブックス）という本を見つけました。斎藤先生も、「心配する」という行動は裏を返せば、「幸せになりたい」「平穏な暮らしを楽しみたい」「トラブルやアクシデントを乗り越えて成功したい」といった前向きな気持ちの表れでもあると、この本に書いています。

斎藤先生によると、パナソニック（現社名）を創業し、「経営の神様」と言われた松下幸之助氏も心配性だったそうです。創業当時、初めて採用した従業員が本当に出勤してくるのかどうか心配で、工場の前で立って待っていたというのですから、相当ですね。

「社長というのは、『問題だらけの会社だ』と心配し、その心配と戦いながら、会社を立派にしていく。社長こそ、心配するのが仕事だ」と考えていたというのです。心配性を自分の仕事にしてしまうのですから大したものです。

斎藤先生は心配性になる理由を九つあげています。①やるべきことを完璧にできたか不安になる ②つい、悪いことが起きたらどうしようと考える ③実態がわからないと知識がない分、不安になる ④ミスが不安を呼び、心配の泥沼化に ⑤過去の失敗がトラウマになり、心配だらけに！ ⑥自分の能力に自信がなく、心配の深みにはまる ⑦他人の目が気になって、つねに心配性に⑧他人のせいにして将来を悲観する⑨過去の苦い体験にとらわれて心配性に。
どれか当てはまるものがあるでしょうか。心配性の人に、貝原益軒の次の言葉を贈りたいと思います。
「過(あやまち)あらば一たびはわが身をせめて二度悔(くやま)ず、只天命をやすんじてうれへず、是心気をやしなふ道なり。養生の士、かくのごとくなるべし」（『養生訓』巻第二の26）
何事も天命と考えて、これを受け入れる。全部はそうできなくても、このことを心得ているだけで、ずいぶん楽になるのではないでしょうか。

15 医者と患者の「信頼の三角関係」

「絶対に効かないという治療法はない。絶対に効くという治療法もない」

この言葉は統合医学の世界的権威でオピニオンリーダーであるアンドルー・ワイル博士が、著書『人はなぜ治るのか』（上野圭一訳、日本教文社）のなかで述べている見解です。

「治療法はどれも、ときによって相当程度の数の患者を治している。いかに珍妙で、わけのわからない、科学的事実に反するものであれ、ある形式をもつ治療法はすべて、何がしかの治癒

をもたらすのである」（同書）

私も確かにその通りだと実感しています。私の病院には、西洋医学から見放されたがん患者さんがたくさんいらっしゃいます。そういう患者さんが頼るのは、東洋医学を含めた代替療法（西洋医学以外の療法）です。私に会う前にすでに自分で代替療法を見つけている方もいらっしゃいます。そのときは患者さんの意向を尊重して、当分はその療法を続けることが多いのです。なかには、どう見てもこんなものが効くはずがないないと思われるものもあります。ところが、1人、2人はかならず効く人がいるのです。

ワイル博士はこうも言います。「治療法はどれも、治効理論がいかに論理的。科学的にみえようと、いかに入念に施療しようと、特定の病気や特定の患者にとっていかに望ましい処置を施そうと、ときによって治療に失敗している」（同書）

これも、まったくその通りです。ある治療法で見事にがんから生還した患者さんがいて、大いに意気込んで別の患者さんに同じ治療法を試しても、まったくの空振りになることが珍しくないのです。治療の過程というものは、多くの要因が関与するうえ、きわめて個性的なものなのでしょう。

ワイル博士はハーバード大学医学校で学位を取得したのち、既成の医学界で働くことをやめます。大学や病院で学んだ治療の大半は病気の根源的な原因を放置したまま、症状を抑えつけるか覆い隠すものばかりだと感じたからです。博士はどうすれば本来の治癒力を得られるか知りたいと、合衆国の隅々、中米、南米、東アフリカ、アジアと世界中を旅して、12年間にわたりあらゆる治療法を調査研究しました。その経験のうえに冒頭の見解があります。

これと共に博士が指摘するのが「信頼の三角形」です。これはどんな治療法でも、効果を発揮するために必要不可欠になる条件なのです。

「①患者さんがその治療法の効果を信頼している②主治医もその効果を信頼している③患者さんと主治医が信頼関係で結ばれている」。患者さんはともかく、主治医が効果を信じていないことがあります。そして、医師と患者さんの信頼関係。残念ながらこの三角形の実現が難しいのが現状なのです。

おわりに

元気が出る言葉

「攻めの養生」を提唱して、死ぬまで生命のエネルギーを高め続けようと主張している私ですが、時には気分が萎(な)えることがあります。「ナイス・エイジング」とかけ声をかけても、ひたひたと迫ってくる老いに、負けそうになる時がないわけではないです。

そういう時に私は、「元気が出る言葉」を思い浮かべることにしています。その言葉は人それぞれですが、私にとっては、正岡子規の俳句なのです。

俳句以前に私は、子規の『仰臥漫録(ぎょうがまんろく)』や『病牀六尺』を座右の書としてきました。「仰臥漫録」は35歳に満たない生涯だった子規が死の直前までおよそ1年にわたって書きつづった病床日録。『病牀六尺』は新聞「日本」に連載した随筆で、死の2日前まで書き続けられたものです。『病牀六尺』の冒頭にこうあります。

「病床六尺、これが我世界である。しかもこの六尺の病床が余には広過ぎるのである。僅(わず)かに手を延ばして畳に触れる事はあるが、蒲団の外へまで足を延ばして体をくつろぐ事も出来ない。甚だしいときは極端の苦痛に苦しめられて五分も一寸も体の動けない事がある」(岩波文庫)

そのころ、子規は肺結核から脊椎カリエスを病み、左右の肺の大半は空洞になっていたのです。岩波文庫の解説で上田三四二氏は語っています。

「強健な精神が病弱な身体に囚われたとき、どういう反応をおこすか。『病牀六尺』はその反応のもっとも壮絶な、あるいは光彩陸離たる、稀有なるありようの自証である」

まさにその通りだと思います。病床にあっての子規の精神力には目を見張るものがあり、感銘を受けます。『仰臥漫録』には毎日の3食の内容が記されていますが、これが実に粋なんですね。

まず刺し身が毎日のように登場します。かつおの刺し身が一番多く、まぐろ、めじ、かじきと続きます。そして冷ややっこ、鰻のかば焼き、酢ガキ、はぜの佃煮、奈良漬けが彩りを添え、ライスカレー、親子丼、ぶどう酒1杯も出てきます。

腹部や背中から膿を出し、時に痛みのために号泣していた人の食事とはとても思えません。寝たきりの病床にあっても、食を楽しむという、心の余裕に感服します。

ですから、自分自身の精神が弱っている時に、子規のことを思うと励まされるのです。

病状がややよかったころに大好物の柿を食べて詠んだ「柿くへば鐘が鳴るなり法隆寺」はあまりに有名ですが、「柿くふうも今年ばかりと思ひけり」という迫りくる死を淡々と迎えようとしている句もあります。「糸瓜(ヘチマ)咲て痰(たん)のつまりし仏かな」という句は死の前日に詠んだというのですから、身につまされます。

皆さんもぜひ、自分にとっての「元気が出る言葉」を探してみてください。

岡本太郎さんについて

ふとしたことで、岡本太郎さんの本を手にしました。昨年末に出版された『岡本太郎の眼』(角川文庫)という文庫です。

絵心のない私が岡本さんについて知っていることといえば「芸術は爆発だ!」のフレーズぐらいです。岡本さんがこの言葉を発すると、けっこうインパクトがありました。

実はそれをいただいた形で『帯津良一の養生は爆発だ!』(ビジネス社)という本を出したことがあるのです。もう17年前になります。アンリ・ベルクソンのいう「生命の躍動」(エラン・ヴィタール)について語った本です。私はこの躍動(爆発)を養生の根幹にすえているのです。

岡本さんはよく「朝日を浴びるのが大好きだ」ともおっしゃっていました。これはいいことですね。朝日を浴びることによって、脳の前頭前野からセロトニン、ドーパミン、ノルアドレナリンが分泌されます。岡本さんが朝日を浴びながら、太陽に向かって「芸術は爆発だ！」と叫んでいる姿が目に浮かびました。

そして今回の本で私の岡本太郎観はさらに大きく膨らみました。第1章に「死ぬことに賭けなければ生は輝かない」という節があるのです。

「私は作品のなかに原色の赤をよく使う。（中略）赤に象徴されるように、『死』と『生』はぶつかりあい、からみあっている。だからこそ生命が燃えあがる」

「そうだ。生きるとは生の本能だけではないのだ。熱く己を愛し、拡張し、己の世界をひろげようとするエロスの衝動。だがその裏には、すべてを拒否し、冷たく黒々とした虚無に還っていこうとするタナトスが、強力なアンビヴァランスとして働いている。『死の本能』が私の全人間の底で強烈に引っ張るからこそ、生命の歓喜が燃えあがるのだ」

ちなみにギリシャ神話で「エロス」は愛の神、「タナトス」は死を擬人化した神。岡本さんのいう「死の本能」とは私にとっては「虚空」の存在のことです。岡本さんの生と死に対する姿勢は、生きながらに虚空と一体となることを求める私のナイス・エイジングの考え方と相通じるところがあります。岡本さんはこのようにも語っています。

「自分を可愛がり、生命を大事にしよう、生きがいを持って生きたい、と執着しこだわると、逆に弱い存在になってしまうのだ。私はいつでも断ち切る。いや、今この瞬間『死』を足の下にふみしめている。――それは陰気なメソメソした気分ではなく、明朗に前にとび出していく、危険に向かって突っ込んでいくエネルギーの爆発なのだ」

つまり、これこそ「攻めの養生」です。岡本さんの「爆発！」とはこういう意味だったのです。岡本さんは享年84。私はそれを超えました。まだまだ爆発し続けます。

「心あるところに必ず希望が生まれる」

中国のがん患者さんの間に広まっている気功があります。「郭林新気功」といいます。

これは画家の郭林女史が自分の子宮がんの転移を克服するために考案しました。自分の体で実践したうえで、1970年ごろからがん患者さんに指導するようになったそうです。

この気功の特色は〝吸って、吐いて、吸って、吸って、吐いて〟というリズムを繰り返しながら、歩いていくところにあります。「歩行功」と呼ばれる気功なのです。

中国各地には「癌症康復クラブ」という自発的に組織されたがん患者さんの集まりがあります。このクラブと私の病院の患者会が交流をしていました。特に上海癌症康復クラブとは、毎年、私をはじめとする病院の職員、患者会の主要メンバー、患者さんの有志の二十数人が出かけていく関係でした。体験発表など情報交換のほかに、余興を見せ合ったりして、和気藹々と交流が進むのですが、そのときに必ず行われるのが郭林新気功でした。

この交流を通じて親しくなったのが郭林新気功の指導者、于大元さんです。于さんは夫妻で日本を訪れ、私の病院に来てくれたこともあります。病院の食堂で2人で痛飲して、奥さんに叱られました（笑）。

そのときに于さんに教えてもらった言葉が「希望在心中　生命在脚下」です。

郭林新気功では「三心の樹立」こそが大事だと教えられます。三心とは、この気功で必ず自分の病気がよくなるという「信心」、その信念のもとに必ずやり遂げるぞという「決心」、その信心と決心を持続させて、いつでも変わらぬ心で気功に励むという「恒心」です。

これがそろうことによって、がん克服への希望が生まれてくるのです。ですから、「希望在心中」とは、三心こそが希望の源泉であると説いた言葉でしょう。

つまりは、心のあるところには希望が生まれるということです。がんと闘うためには、まずしっかりした心を持たなければなりません。それは、どんな治療についても言えることです。

「生命在脚下」とは脚下照顧という言葉と同様に、足元をしっかり見ようということだと思います。がん患者さんは周りのいろんな情報に惑わされます。しかし、本当の答えは自分の足元にあるのです。それと共に、郭林新気功は歩く気功ですから、脚こそが大事だと説いているのでしょう。

私はこの言葉が気に入ったので、蘇州の寒山寺を訪れた際に釈性空老師に頼み、書にしたためてもらいました。それを病院の気功道場の入り口に掲げています。

これはがん患者さんだけでなく、ナイス・エイジングにとってもいい言葉ですね。足腰を大事に、心確かに希望を持って養生しましょう。

著者紹介

帯津良一（おびつ りょういち）

1936年埼玉県生まれ。医学博士。帯津三敬病院名誉院長。1961年東京大学医学部卒業。東京大学医学部第三外科に入局、その後、都立駒込病院外科医長を経て、1982年、埼玉県川越市に帯津三敬病院を設立、院長となる。西洋医学に中国医学や代替療法など様々な治療法を融合し、総合的な「ホリスティック医学」を実践、がん治療にあたる。2004年には東京・池袋に代替療法を実践する帯津三敬塾クリニックを設立。精力的に活動し、ホリスティック医学から、気功や太極拳の実践や、講演・執筆活動を通して「攻めの養生」を全国規模で押し進めている。人間の心と体を洞察するホリスティック医学の第一人者。日本ホリスティック医学協会名誉会長。日本ホメオパシー医学会理事長。著書に、『不良養生訓』『大往生の養生力』（共に青萠堂）『健康問答』（五木寛之氏との共書 / 平凡社）、『がん「余命宣告」でも諦めない』（毎日新聞社）、『1分間養生訓 - 人生の後半を幸福に生きるための30のヒント』（ワニブックスPLUS新書）ほか200冊を超える。

本書は、『週刊朝日』好評連載の「帯津良一のナイス・エイジングのすすめ」2019年6月14日号〜2021年4月23日号より抜粋、推敲し収録。

八十歳からの最高に幸せな生き方

2023年3月31日　第1刷発行
2023年6月 2日　第3刷発行

著　者　帯津　良一
発行者　尾嶋　四朗
発行所　株式会社 青萠堂

〒162-0812　東京都新宿区西五軒町10-1柳沢ビル3F
Tel　03-3260-3016
Fax　03-3260-3295
印刷／製本　中央精版印刷株式会社

ISBN978-4-908273-31-5 C0047